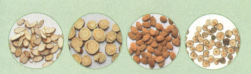

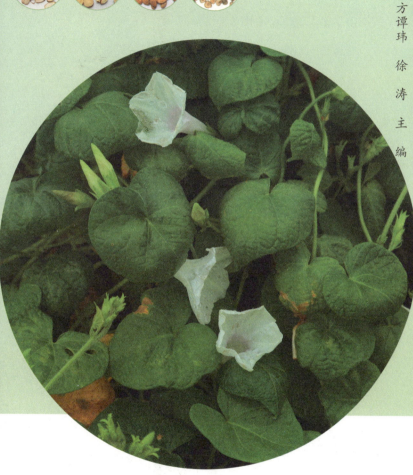

周佰林　方谭玮　徐　涛　主编

# 小方子治大病

彩图版

贵州科技出版社

·贵阳·

**图书在版编目（CIP）数据**

小方子治大病：彩图版 / 刘佰林，方谭玮，徐涛主编. -- 贵阳：贵州科技出版社，2024.8. -- ISBN 978-7-5532-1353-8

Ⅰ. R289.2

中国国家版本馆CIP数据核字第2024RE4446号

小方子治大病　彩图版

XIAOFANGZI ZHIDABING CAITUBAN

| | |
|---|---|
| 出版发行 | 贵州科技出版社 |
| 地　　址 | 贵阳市中天会展城会展东路A座（邮政编码：550081） |
| 网　　址 | https://www.gzstph.com |
| 出 版 人 | 王立红 |
| 策划编辑 | 李　青 |
| 责任编辑 | 伍思璇 |
| 封面设计 | 黄　辉 |
| 版式设计 | 徐曼曼 |
| 经　　销 | 全国各地新华书店 |
| 印　　刷 | 三河市兴达印务有限公司 |
| 版　　次 | 2024年8月第1版 |
| 印　　次 | 2024年8月第1次 |
| 字　　数 | 228千字 |
| 印　　张 | 12 |
| 开　　本 | 787 mm×1092 mm　1/16 |
| 书　　号 | ISBN 978-7-5532-1353-8 |
| 定　　价 | 69.00 元 |

# 《小方子治大病　彩图版》
# 编委会

在这个快节奏、高压力的时代，人们越来越注重养生。然而，面对各种疾病，我们往往会被纷繁的医疗信息和治疗方法所困扰，都希望找到一种更简单、更实用且更有效的解决方案。

　　在源远流长的中华医学宝库中，那些散落在民间的古老小方子就像一颗颗璀璨的明珠，熠熠生辉。它们承载着中华民族的智慧，是无数先人在长期生活实践中积累的宝贵财富。自古以来，民间就有"小方子治大病"的说法。那些看似简单的小方子，实则蕴含着丰富的医学原理和无穷的生命力。

　　所谓"小方子"，它们不仅仅是各种治疗方法，更是一份文化传承；部分方子不仅能够治疗各种常见疾病，还能够起到保健作用。

　　本书是一本汇聚了这些民间防病治病智慧的书籍。我们本着"弃其糟粕，取其精华"的原则，精心挑选了制法简单又有效的小方子。同时，我们也注重运用简洁明了的语言，以图文并茂的呈现方式，让读者能够更直观地了解这些小方子的成分、制法和功效等。方中涉及国家保护植物和动物等药物的，为呈现原方，书中不做改动，实际应用中可用人工培育的或其他药物代替。

　　在编写本书的过程中，我们始终坚持"有效、简便、易操作"的原则。我们深知，这些小方子之所以能够流传至今，正是因为它们具有这些特点。

　　本书的编撰过程是一次传统医学与现代医学的深度融合。我们不仅广泛搜集了古代医籍中的各种方剂，还结合了最新的科学研究成果和临床实践对常见疾病进行分析，力求在继承中创新，在创新中发展。我们相信，无论是对于医学专业人士还是普通读者，本书都具有一定的参考性和实用性。

在科学性方面，我们严格遵循医学研究和临床实践的标准，确保所提供的信息和方法都是经过验证的。我们还邀请了多位医学专家和学者参与审校，以确保内容的权威性和准确性。

最后，我们要感谢所有参与本书编写和出版的团队成员。他们的辛勤工作和无私奉献使得这本书得以面世。我们也要感谢那些在医学领域不断探索和创新的科学家，是他们的研究成果为我们提供了宝贵的知识和灵感。

同时，我们也希望这本书能够成为您家中的一本常备书籍。当您或您的家人身体不适时，可以翻阅这本书，找到适合自己的小方子。当然，本书内容仅供您参考，如果病情严重或持续不退，我们还是建议您及时就医，以免延误病情。

我们更希望本书能够成为您健康生活的良师益友，帮助您在追求健康的道路上走得更远、更稳健。让我们一起探索"小方子治大病"的奥秘，开启一段全新的健康之旅。

本书编委会

2024 年 5 月

目录

第一章
常见病症防治

# 第二章
## 内科疾病防治

# 第三章
## 外科疾病防治

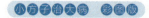

第四章

妇科疾病防治

第五章

男科疾病防治

小方子治大病 彩图版

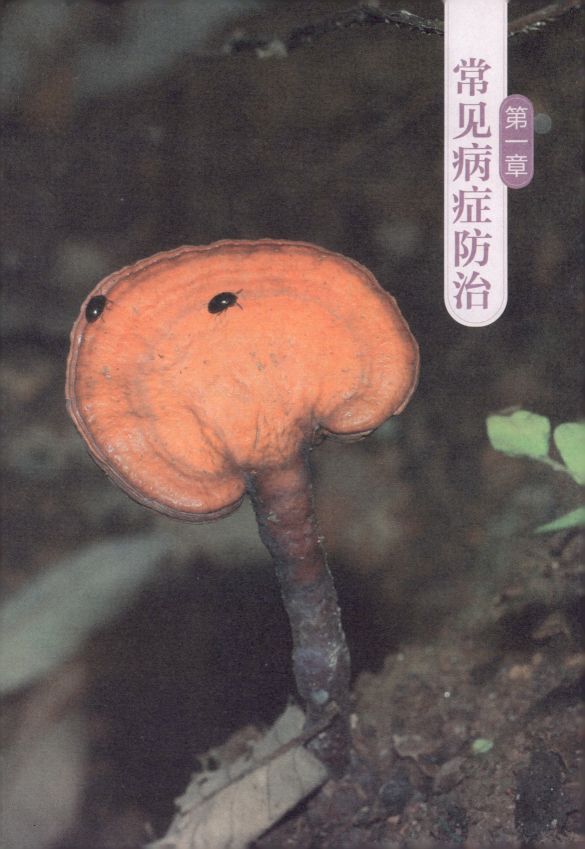

# 发热

发热俗称发烧，是致热原作用于体温调节中枢或体温调节中枢本身功能紊乱，使体温超出正常范围的现象。一般腋窝温度超过37.3 ℃可诊断为发热；若超过39.1 ℃，则为高热。高热常伴有寒战、疱疹、结膜充血、皮疹、淋巴结肿大、肝脾肿大、关节疼痛等。

发热绝大多数为感染性发热，由细菌、病毒等侵入机体引起感染所致。

根据中医学"热者寒之"的理论，发热时应服寒凉的药物和食物来退热。如果是感冒发热，多使用发汗退热的方法。

## 小方子精选

### 鲜灯心草薏苡仁粥

**成分** 鲜灯心草60～100克，冬瓜子

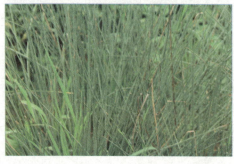

灯心草

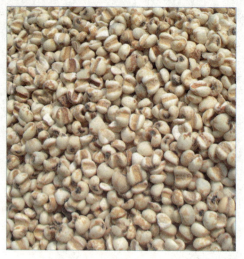

薏苡仁

20克，淡豆豉15克，薏苡仁、粳米各30克。

**制法** 薏苡仁、粳米分别洗净。鲜灯心草洗净，与冬瓜子、淡豆豉共置砂锅中，加水煮取汁。往洗干净的砂锅中倒入薏苡仁、粳米、药汁及适量水，煮熟即成。

**功效** 芳香宣化，利湿化浊。

**适用** 湿温引起的身热、头重如裹、身重肢倦、胸闷脘痞。

### 五神汤

**成分** 荆芥、紫苏叶各10克，生姜15克，茶叶6克，红糖30克。

**制法** 荆芥、紫苏叶用水冲洗一下。生姜洗净，切片。上述3味与茶叶共置砂锅中，加水500毫升，浸泡20分

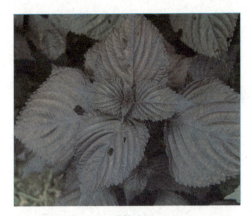
紫苏叶

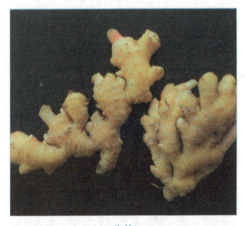
生姜

克，知母15克，甘草6克，粳米50克。

**制法** 生石膏、知母、甘草装入纱布袋内，扎口，放入砂锅，水煎取汁1000毫升。粳米淘净，与药汁共置洗干净的砂锅中，煮熟。将粥盛入碗中放凉，再兑入西瓜汁即成。

**功效** 退热解渴。

**适用** 气分热炽，津液受伤引起的高热烦渴、舌红、苔黄燥、脉洪数等。脾胃虚寒及阳虚发热者忌服。

### 增液粥

**成分** 鲜生地黄汁50毫升，麦冬15～20克，粳米100克，生姜汁少许，蜂蜜30毫升。

**制法** 麦冬放入砂锅内，水煎取汁。粳米淘净，与麦冬煎汁同煮，沸后倒入鲜生地黄汁、生姜汁。粳米熟后离火，稍放凉，放入蜂蜜，空腹食用。

钟后，先用大火煮沸，再改小火沸煎10分钟，取汁。药汁中加入红糖，煮至溶化即成。

**功效** 发汗解表。

**适用** 风寒感冒引起的发热无汗、流清水样鼻涕、痰少清稀等症。

### 西瓜白虎汤

**成分** 西瓜汁1000毫升，生石膏30

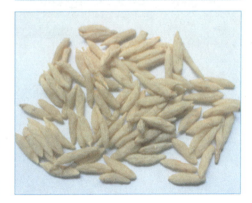
麦冬

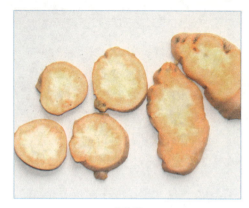

生地黄

**功效** 滋阴润燥。

**适用** 热结津伤证，症见身热、腹满、口干唇裂、便秘、舌苔干燥、脉沉弱。

## 栀子淡豆豉粥

**成分** 栀子5～10克，淡豆豉、天花粉各15克，粳米50～100克。

**制法** 栀子研为细末。淡豆豉、天花粉共置砂锅中，加水煎10分钟，取汁5碗。粳米淘净，与药汁同煮。粥将熟时加入栀子末，稍煮即成。

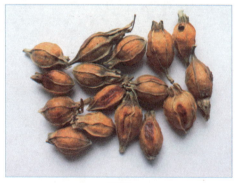

栀子

**功效** 清泄膈热，生津止渴。

**适用** 热郁胸膈证，症见身热烦躁、胸膈灼热如焚、唇焦咽燥、口渴、便秘等。脾胃虚寒者忌服。

## 二鲜三花茶

**成分** 鲜竹叶卷心、鲜荷梗、绿豆、南沙参各30克，丝瓜花、扁豆花各20朵，南瓜花5朵。

**制法** 所有药材分别洗净。绿豆、南沙参先入砂锅中，加水煮至绿豆开花。加入其他药材再煮30分钟，代茶

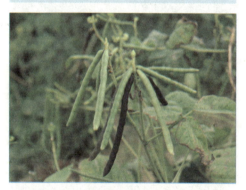

绿豆

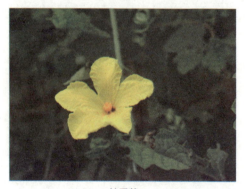

丝瓜花

饮用。

**功效** 清热生津，祛暑。

**适用** 身热、心烦溺黄、口渴身汗、肢倦神疲、脉虚无力等症。

## 双花饮

**成分** 金银花30克，山楂10克，蜂蜜250毫升。

**制法** 金银花、山楂共置砂锅中，水煎取汁。再放入蜂蜜，搅匀即成，代茶饮用。

**功效** 辛凉解表。

**适用** 风热感冒引起的发热头痛、口渴等症。

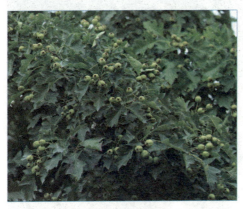

山楂

## 中暑

中暑是在高温环境下，人体体温调节功能紊乱而引起的以中枢神经系统和循环系统障碍为主要表现的急性疾病。中暑症状较轻时，表现为口渴、无力、头晕、恶心、心悸等，症状较重时会出现剧烈头痛、昏厥、痉挛等。

中医学认为，治疗中暑要掌握清热、益气、养阴、开窍、熄风诸法，并佐以化湿、醒脾之药。常用的药材有广藿香、金银花、绿豆、香薷、薄荷、冬瓜皮等。

## 小方子精选

### 百合绿豆汤

**成分** 鲜百合100克，绿豆250克，冰糖适量。

**制法** 鲜百合掰开，去皮，洗净。绿豆洗净。鲜百合、绿豆共置砂锅中，加水适量，先用大火煮沸，再改小火煮至绿豆开花、鲜百合烂熟。再加入冰糖调味即成。

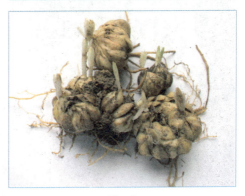

鲜百合

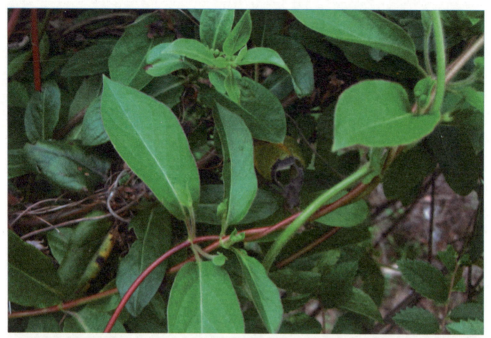

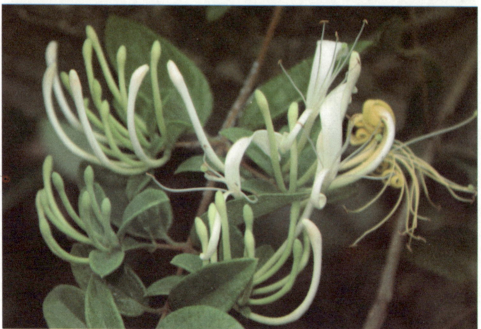

忍冬

**功效** 清热解暑。

**适用** 中暑。

## 绿豆竹叶粥

**成分** 粳米50～100克，金银花露、鲜荷叶、鲜淡竹叶各10克，绿豆15～30克，冰糖适量。

**制法** 鲜荷叶、鲜淡竹叶洗净，水煎取汁。粳米、绿豆洗净，共置砂锅中，加水适量，用大火煮沸。兑入金银花露、药汁，以小火熬熟。再加入冰糖即成。

**功效** 清暑化湿，解表清营。

**适用** 中暑引起的头痛、全身酸楚、无汗、恶寒发热、心烦口渴、尿黄、苔腻、脉濡数等症。

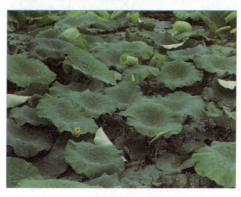

荷叶

## 番茄皮蛋汤

**成分** 番茄300克，绿叶蔬菜100克，皮蛋4个，鲜汤1000毫升，盐、姜末、植物油各适量。

**制法** 番茄洗净，用沸水烫去皮，切片。绿叶蔬菜择洗干净。皮蛋剥去外壳，切成薄片。炒锅内放植物油烧热，放入皮蛋片炸酥起泡，倒入鲜汤，放入姜末，烧至汤呈微白色。放入绿叶蔬菜煮熟。再放入盐、番茄片，烧沸即成。

**功效** 消暑清热，开胃生津。

**适用** 中暑。

## 绿豆冬瓜汤

**成分** 冬瓜1000克，绿豆300克，鲜汤500毫升，姜、盐、葱各适量。

**制法** 汤锅置大火上，倒入鲜汤烧沸，撇净浮沫。姜、葱分别洗净，姜拍破放入锅内，葱打结入锅。绿豆洗净，放入锅内炖煮。冬瓜去皮、瓤，切块，放入锅内，炖至熟而不烂。再加入盐调味即成。

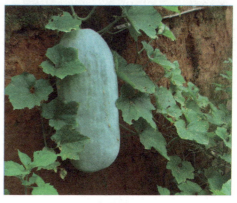

冬瓜

**功效** 清热利尿，解渴祛暑。

**适用** 中暑。

## 柠檬炖乳鸽

**成分** 乳鸽2只，鲜柠檬1个，料酒、白糖、老抽、生抽、味精各适量，高汤750毫升，植物油500毫升。

**制法** 乳鸽用沸水烫透，去毛、内脏，洗净，鸽身及腹腔内用料酒、老抽抹匀，腌渍片刻。鲜柠檬切片，备用。炒锅内放植物油烧热，下乳鸽炸3分钟，捞出沥油。洗干净的锅中放入乳鸽、柠檬片、味精、白糖、高汤、生抽、料酒，大火烧沸后改为小火，炖至肉烂即成。

**功效** 生津止渴，祛暑补精。

**适用** 中暑。

## 乌梅清暑茶

**成分** 乌梅15克，石斛10克，莲子心6克，淡竹叶30片，西瓜皮30克，

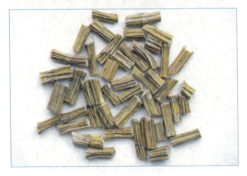

石斛

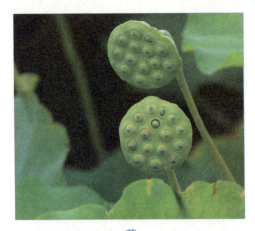

莲

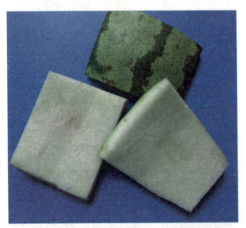

西瓜皮

冰糖适量。

**制法** 石斛放入砂锅中先煎，然后放入乌梅、莲子心、淡竹叶、西瓜皮，共煎取汁。再加入冰糖，煮至溶化即成。

**功效** 清热祛暑，生津止渴。

**适用** 心热烦躁、口渴欲饮、舌红绛、苔黄燥等症。

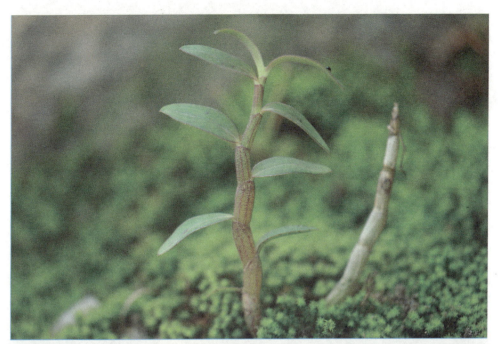

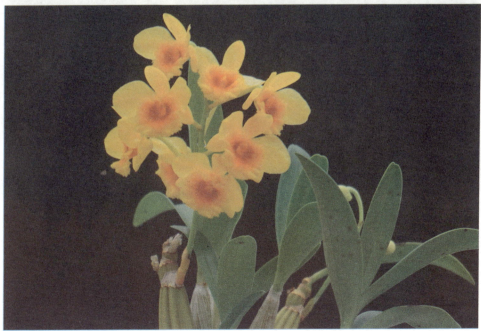

金钗石斛

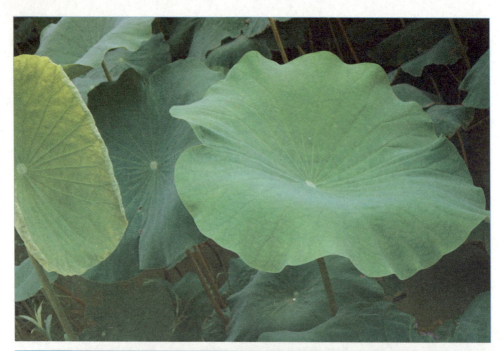

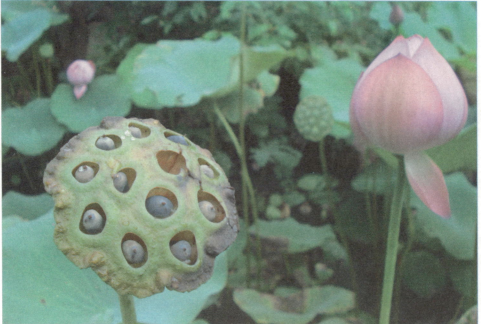

莲

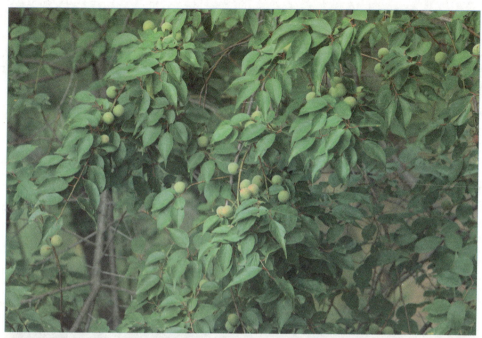

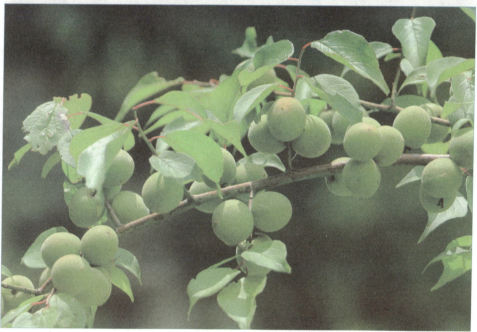

梅

## 青荷泥鳅汤

**成分** 泥鳅600克，鲜荷叶2张，葱末、姜末、酱油、料酒、白糖、盐、胡椒粉、猪油各适量。

**制法** 泥鳅去内脏，洗净。鲜荷叶用沸水烫软，每张切成6片。炒锅内放猪油烧热，加入葱末、姜末煸香，放入泥鳅、料酒、盐略炒，加水煮沸。再加入荷叶片、酱油、白糖稍煮片刻。最后撒入胡椒粉即成。

**功效** 解暑消渴，益气祛湿，利水消肿。

**适用** 口渴思饮、暑湿腹泻等症。

## 头痛

头痛是一种常见的自觉症状，疼痛部位以前额、眼睛一侧较为多见，有胀痛、跳痛等之分，持续时间不等。其可分为非病理性头痛，如饮酒过量、精神紧张、疲劳等引起的头痛；病理性头痛，如感冒、脑震荡、神经衰弱、脑瘤等引起的头痛。

### 小方子精选

#### 灵芝炖猪脑

**成分** 猪脑1个，灵芝30克，盐、味精、香油各适量。

**制法** 猪脑洗净。猪脑和灵芝共置砂锅中，加水适量，以小火炖1小时。捞出灵芝不用，加入盐、味精、香油调味即成。

**功效** 安神，益脑，健胃，养心，补骨髓，益虚劳。

**适用** 偏头痛，正头痛，神经衰弱。

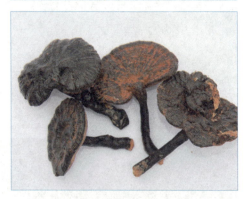

灵芝

#### 杞子炖羊脑

**成分** 羊脑1个，枸杞子30克，葱、姜、料酒、盐、味精各适量。

**制法** 羊脑洗净，放入炖盅内，加枸杞子、葱、姜、料酒、盐及适量水。炖盅上锅，隔水炖至羊脑烂熟，再加入味精调味即成。

**功效** 补肝肾，益脑强身。

**适用** 肝血虚引起的头痛头晕、眼涩眼花等症。

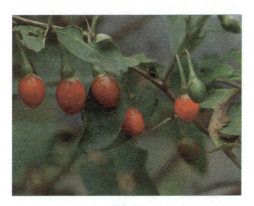
枸杞子

## 草鱼葱香汤

**成分** 草鱼1条，青葱、香菜各125克。

**制法** 草鱼宰杀，去鳃、内脏，洗净。青葱、香菜分别择洗干净。上述3味共置锅中，加水适量，煮至鱼肉烂熟即成。随量食用。

**功效** 祛风，通窍，止痛。

**适用** 偏头痛，外伤性头痛。

## 清脑羹

**成分** 银耳、炙杜仲各10克，冰糖50克，猪油少许。

**制法** 银耳用水泡发，去杂质、蒂头，洗净，撕成小朵。冰糖入锅，加少许水熬至冰糖溶化，呈微黄色时盛出。炙杜仲水煎3次，合并三煎汁共1000毫升。炙杜仲煎汁、银耳共置砂锅中，加水适量，先用大火烧沸，再改小火熬煮3～4小时，至银耳烂

熟。往锅中倒入冰糖溶液，起锅时加猪油即成。

**功效** 补肝肾，壮腰膝。

**适用** 肝肾阴虚引起的头昏头痛、腰膝酸软等症。

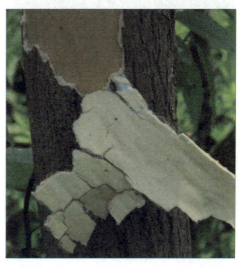
杜仲

## 鳙鱼川芎白芷汤

**成分** 鳙鱼1条，川芎、白芷各60克，盐、味精各适量。

**制法** 鳙鱼宰杀，去鳃、内脏，洗净。川芎、白芷装入纱布袋内，扎口。鳙鱼、药袋同入炖盅，加水适量，炖至鱼熟。再加入盐、味精调味即成。

**功效** 祛风止痛。

**适用** 头痛，头晕。

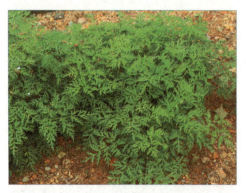

川芎

## 菊花粳米粥

成分 粳米100克，菊花30克。

制法 粳米淘净。菊花洗净。粳米、菊花共置砂锅中，加水煮熟即成。

功效 祛风清热，清肝火，降血压。

适用 头痛眩晕、目赤肿痛、咳嗽等症。

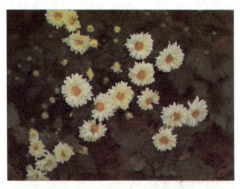

菊花

## 丝瓜藤煲猪肉

成分 猪瘦肉60克，丝瓜藤1～1.7

米，盐适量。

制法 猪瘦肉洗净，切块。丝瓜藤洗净。猪瘦肉块、丝瓜藤共置砂锅中，加水煮汤。肉熟后加入盐调味即成。

功效 清热消炎，解毒通窍。

适用 慢性鼻炎急性发作、萎缩性鼻炎引起的头重头痛。

# 眩晕

　　眩晕是患者感到自身或周围环境物体在旋转、移动或摇动的一种主观感觉，常伴有恶心、呕吐。引起眩晕的最常见原因是椎基底动脉供血不足，常由颈椎病、动脉粥样硬化等引起。椎基底动脉供血不足将导致内耳及平衡中枢（如小脑）和脑干缺血。由脑缺血引起的眩晕可伴有视物模糊和其他感觉异常。

　　如果眩晕伴发听力减退、耳流脓、耳鸣和耳痛等症状，应考虑是否由耳部疾病（如中耳炎、迷路炎、梅尼埃病和听神经瘤等）引起。

## 小方子精选

### 茴香炖猪肾

成分 猪肾2个，小茴香15克，盐、

葱末、生姜片、料酒、蒜瓣、味精各适量。

**制法** 猪肾去臊腺，洗净。小茴香洗净。小茴香加盐拌匀，放入猪肾内，外用针线缝好。猪肾放入砂锅内，加入适量水、葱末、生姜片、料酒、蒜瓣，用中火炖至猪肾熟透。再加入味精调味即成。

**功效** 补肾健胃，散寒止痛。

**适用** 肾精不足引起的眩晕、头痛。

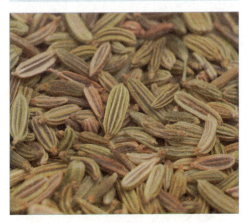

小茴香

### 四味止眩汤

**成分** 松子仁、枸杞子、杭菊花、黑芝麻各15克，白糖适量。

**制法** 前4种药材分别洗净，松子仁、黑芝麻捣碎。上述4味共置砂锅中，加水适量，用小火煨至松子仁熟软。再加入白糖调味即成。

**功效** 滋补肝肾，清热养血，明目，止眩晕。

**适用** 肝肾虚损引起的头晕眼花等症。

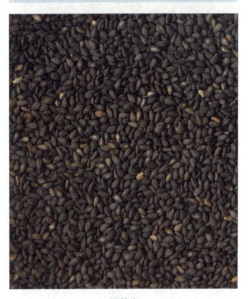

黑芝麻

### 健脑油茶

**成分** 牛骨髓250克，熟黑芝麻、核桃仁、面粉各150克，盐或白糖适量。

**制法** 牛骨髓、面粉分别炒熟，熟黑芝麻、核桃仁捣碎。上味混匀即成健脑油茶，装瓶备用。每次取油茶30克，冲入沸水，根据个人口味加盐或白糖调饮。每日2次。

**功效** 补肾填精，补脑益智。

**适用** 肾精亏虚引起的眩晕耳鸣、神疲健忘、须发早白、腰膝酸软等症。湿热内盛及大便溏泄者不宜饮。

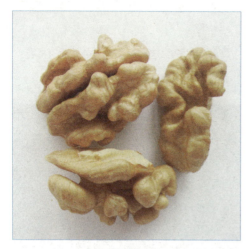

核桃仁

**适用** 肝肾亏虚引起的眩晕乏力、失眠健忘、须发早白、腰膝酸痛等症。

## 首乌酒

**成分** 制何首乌、生地黄各40克，白酒1000毫升。

**制法** 制何首乌用开水泡软，切成1厘米见方的丁。生地黄洗净，切片。上述2味放入瓷坛中，倒入白酒，密封坛口，浸泡15日后取饮。每次15毫升。

**功效** 补肝肾，益精血。

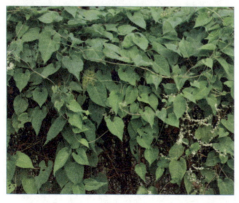

何首乌

## 何首乌炖鸡

**成分** 母鸡1只（约1000克），何首乌30克，当归、枸杞子各15克。

**制法** 母鸡宰杀，洗净，去毛、内脏。何首乌、当归和枸杞子装入鸡腹内。母鸡放入砂锅中，加水适量，先用大火煮沸，再改小火炖至鸡肉烂熟即成。

**功效** 滋阴养血，养心益智。

**适用** 心肝血虚引起的头晕眼花、健忘神疲、少寐多梦。

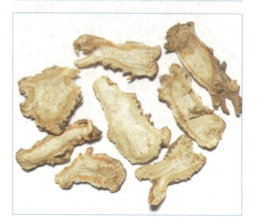

当归

## 黄豆芽猪血汤

**成分** 黄豆芽、猪血各250克，料酒20毫升，葱末、姜末、蒜末、盐、味精、植物油各适量。

制法 黄豆芽洗净。猪血切成小方块，洗净。汤锅中放入植物油、葱末、姜末、蒜末及适量水，用大火沸煮1分钟，加入猪血、料酒，再次煮沸。再放入黄豆芽，用大火煮数分钟，加入盐、味精调味即成。

功效 补血。

适用 血虚头晕，缺铁性贫血。

## 桑椹粥

成分 糯米100克，鲜桑椹30～60克，冰糖少许。

制法 鲜桑椹择洗干净。糯米淘净。上述2味共置砂锅中，加水适量，煮熟。再加入冰糖调味，稍煮即成。

功效 养血润燥。

适用 头晕目眩、大便秘结、面色无华、心悸等症。

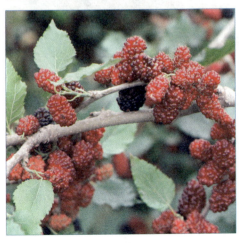

桑椹

## 榛仁枸杞粥

成分 粳米50～100克，榛子仁50克，枸杞子35克。

制法 榛子仁捣碎，与枸杞子同煎取汁。粳米淘净，与药汁共置锅中，加水适量，煮熟即成。

功效 养肝益肾，明目。

适用 头晕目眩、视力减退等症。

# 失眠

失眠即睡眠障碍，表现为入睡困难、中途醒来或早醒。在我国，失眠的发病率很高。据《2023中国国民健康睡眠白皮书》统计：我国老年人中失眠者占比高达41.2%。失眠与多种因素有关：人进入老年，随着脑神经细胞的减少，多会失眠；不安、忧伤、焦虑等精神因素可导致人无法入睡；神经衰弱、抑郁症等疾病也可令人失眠。

## 小方子精选

### 乌灵参炖鸡

成分 鸡1只，乌灵参100克，料酒、生姜片、葱段、盐各适量。

制法 鸡宰杀，去毛、内脏。乌灵参用温水浸泡4～8小时，洗净，切片，放入鸡腹内。鸡放入砂锅内，加水淹过鸡体，放入料酒、生姜片、葱段，先用大火煮沸，再改小火炖至鸡肉烂熟。再加入盐调味即成。

**功效** 补气健脾，养心安神。

**适用** 神经衰弱引起的失眠。

## 乌龟百合大枣汤

**成分** 乌龟1只（约250克），百合30克，大枣10个，冰糖少许。

**制法** 乌龟宰杀，去甲、内脏，切块，放入锅中加水煮熟。放入百合、大枣，继续熬煮，直至龟肉烂熟。再加入少许冰糖，溶化即成。

**功效** 养血安神。

**适用** 神经衰弱引起的失眠。

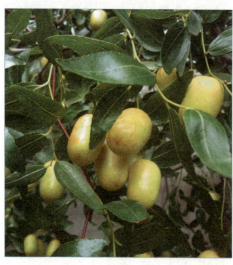
大枣

## 枣仁百合汤

**成分** 鲜百合250克，生酸枣仁、熟酸枣仁各15克。

**制法** 鲜百合用清水浸泡一夜。生酸枣仁、熟酸枣仁放入砂锅内，加水煎30分钟，去渣。再放入鲜百合同煮，至鲜百合烂熟即成。

**功效** 养心安神，清心养血。

**适用** 神经衰弱、围绝经期综合征引起的失眠。

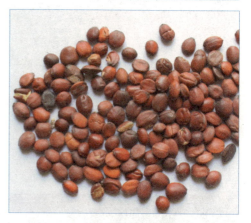
酸枣仁

## 茯苓龙眼肉粥

**成分** 粳米、龙眼肉各100克，茯苓30克，白糖少许。

**制法** 龙眼肉、茯苓分别洗净。粳米淘净，与龙眼肉、茯苓共置锅中，加水适量，用小火煮熟。再加入白糖调味即成。

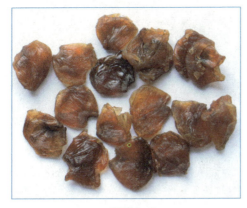

龙眼肉

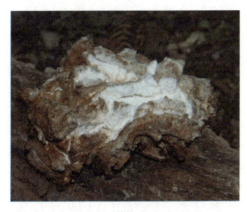

茯苓

将熟。撒入酸枣仁末，煮沸即关火。待粥稍温后放入蜂蜜即成。

功效 补脾润燥，宁心安神。

适用 夜寐不宁、纳食不香、大便干燥等。

## 紫菜猪心汤

成分 紫菜、猪油各50克，猪心250克，肉汤750毫升，料酒、葱段、生姜片、盐、味精各适量。

制法 紫菜用水泡发，洗去杂质。猪心剖开，洗净，入沸水中焯去血水，捞出洗净，切片。炒锅内放猪油烧热，放入葱段、生姜片煸香，加入猪心片和料酒，煸至水干。再加入肉汤、盐、味精，煮至猪心熟时加入紫菜，稍煮一两沸即成。

功效 祛热除烦，利水养心。

功效 养心安神。

适用 心血虚亏引起的失眠、多梦、健忘、心悸、面色苍白、眩晕等症。健康者常服可增强记忆力。

## 小米枣仁粥

成分 小米100克，酸枣仁末15克，蜂蜜40毫升。

制法 小米淘净，入锅，加水煮至

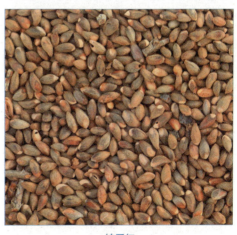

柏子仁

## 双仁粥

**成分** 粳米100克，酸枣仁、柏子仁各10克，大枣5个，红糖适量。

**制法** 酸枣仁、柏子仁、大枣水煎取汁。粳米淘净，与药汁共置砂锅中，加水煮熟。再加入红糖调味，稍煮即成。

**功效** 补血，养心宁神，健脾益气。

**适用** 失眠。内有实热、大便溏泄者不宜服。

## 灯心竹叶茶

**成分** 灯心草5克，鲜淡竹叶30克。

**制法** 灯心草、鲜淡竹叶洗净，放入保温杯内。倒入沸水，加盖闷15分钟，代茶饮用。

**功效** 清心，降火，除烦，利尿。

**适用** 心火引起的虚烦不眠症。小便

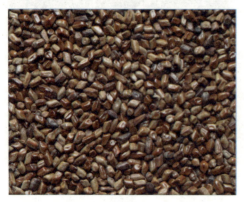

决明子

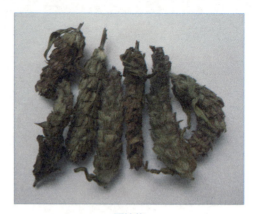

夏枯草

失禁者慎服。

## 脑清茶

**成分** 炒决明子250克，甘菊、夏枯草、橘饼、何首乌、五味子各30克，麦冬、枸杞子、龙眼肉各60克，桑椹120克。

**制法** 所有药材捣碎成粗末，混匀后装瓶备用。每次取15克，以沸水泡饮。每日2次。

**功效** 清肝明目，荣脑益智。

**适用** 神经衰弱引起的失眠。

# 哮喘

哮喘是一种慢性支气管疾病，患者的支气管发炎后肿胀，呼吸管道变得狭窄，导致呼吸困难而喘。

哮喘可分为外源性和内源性两

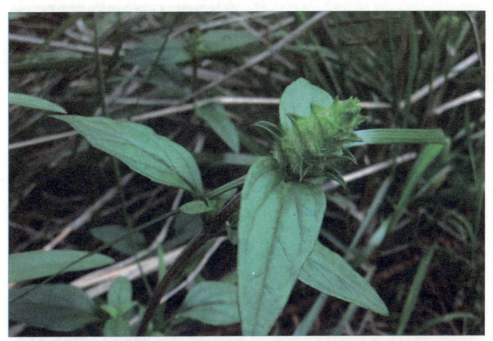

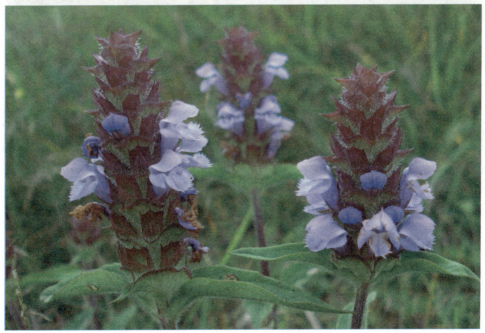

夏枯草

类。外源性哮喘是对变应原产生过敏的反应，变应原主要包括尘埃、花粉、动物毛发、衣物纤维等。外源性哮喘患者以儿童及青少年占大多数。内源性哮喘多见于成年人，患者一般有慢性支气管炎病史，发病初期类似伤风感冒，之后出现喘息症状。

中医学认为，哮喘的内因为肺、脾、肾三脏脏气皆虚。

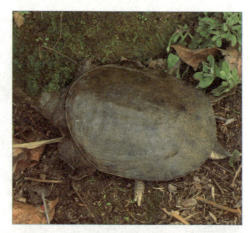
甲鱼

## 小方子精选

### 栗子炖猪胎盘

成分 猪胎盘1个，栗子250克，香油、味精、盐各适量。

制法 猪胎盘洗净，切块。栗子去壳、内皮，取栗子仁。猪胎盘、栗子仁共置锅中，加水炖煮至猪胎盘熟软。再加入香油、味精、盐调味即成。

功效 益气厚胃，止咳平喘。

适用 肺虚型哮喘。

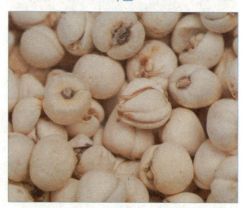
川贝母

### 甲鱼贝母汤

成分 甲鱼1只，川贝母5克，清鸡汤1000毫升，料酒、盐、花椒、生姜、葱末各适量。

制法 甲鱼宰杀，切块，放入蒸锅中。加入川贝母、清鸡汤、料酒、盐、花椒、生姜、葱末，蒸熟即成。

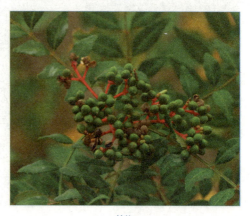
花椒

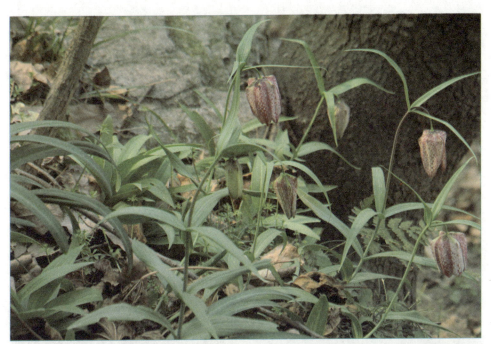

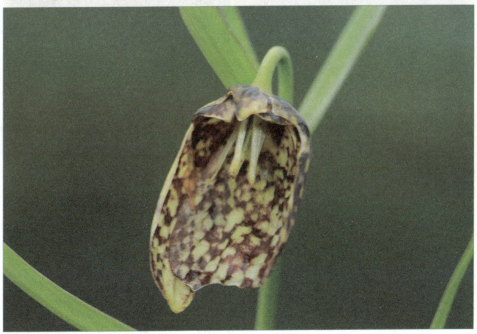

川贝母

**功效** 滋阴补肺。

**适用** 阴虚咳嗽、喘息、低热、盗汗等。健康者食用能防病强身。

## 冰糖蒸鸭梨

**成分** 鸭梨5个，冰糖50克。

**制法** 鸭梨洗净，去核、蒂，切块，放入碗中。加入冰糖、适量水，上锅隔水蒸至梨肉软即成。

**功效** 补脾和胃，止咳定喘。

**适用** 哮喘，慢性支气管炎，肺结核。

## 苏子降气粥

**成分** 糯米100克，紫苏子20克，冰糖适量。

**制法** 糯米淘净，与紫苏子共置砂锅中，加水煮熟。再加入冰糖调味即成。

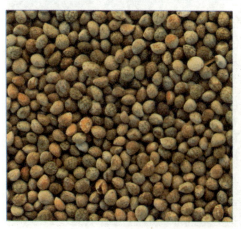

紫苏子

**功效** 降气平喘，止咳化痰。

**适用** 老年哮喘，支气管炎。

## 平喘茶

**成分** 麻黄3克，黄柏4.5克，白果15粒（打碎），茶叶6克，白糖30克。

**制法** 前4味水煎取汁。再加入白糖搅匀即成。分2次服。

**功效** 宣降肺气，平喘止咳。

**适用** 哮喘性支气管炎。

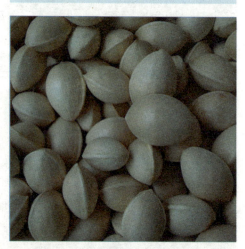

白果

## 白鸭冬虫草粥

**成分** 白鸭1只，小米100克，冬虫夏草10克，盐、味精各适量。

**制法** 白鸭宰杀，去毛、内脏。冬虫夏草装入纱布袋内，塞入鸭腹中。小米淘净，与白鸭共置砂锅中，煮至鸭肉熟。再加盐、味精调味即成。

**功效** 补虚损，益精气，润肺补肾。

**适用** 肺肾阴虚引起的虚喘、痨咳、咯血、自汗、阳痿、遗精等症。

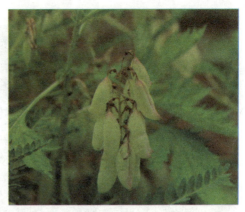
黄芪

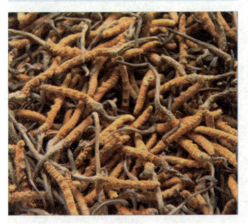
冬虫夏草

## 加味补虚正气粥

**成分** 粳米100～150克，炙黄芪30～60克，人参3～5克，山药30克，半夏10克，白糖少许。

**制法** 粳米淘净。炙黄芪、人参切成薄片，与半夏共置砂锅中，水煎取汁。将药汁分2次加入，与粳米、山药同煮。粳米、山药熟后加入白糖调味即成。

**功效** 培土生金，化痰平喘。

**适用** 哮喘，症见平素痰多、喉间有哮鸣、面色黯黑、食少脘痞、倦怠无力、便溏、四肢水肿、苔白腻、脉缓无力等。热喘、咳黄痰者禁服。

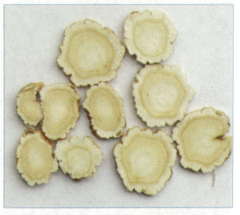
人参

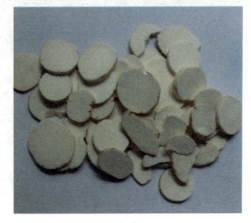
山药

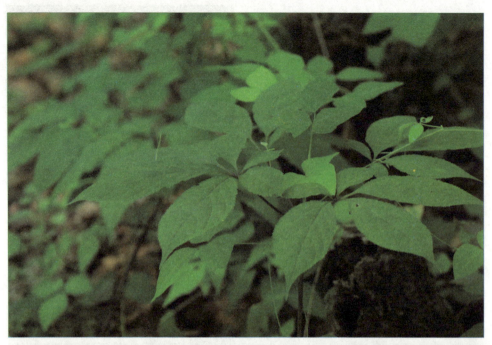

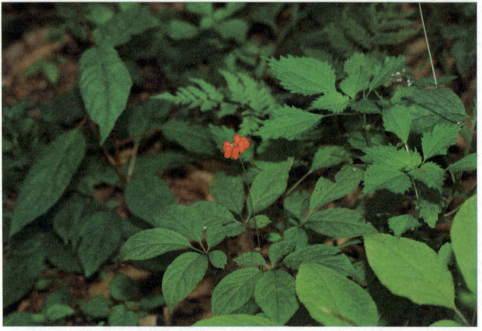

人参

小方子治大病 彩图版

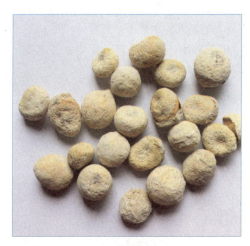

半夏

### 人参核桃饮

（成分）人参3克，核桃3颗。

（制法）人参浸润，切片。核桃敲破，去外壳、内皮，果仁掰成两半。人参片、核桃仁放入砂锅内，加水适量，先用大火烧沸，再改小火煮1小时即成。

（功效）温肾纳气，止咳化痰。

（适用）老年人慢性支气管炎、肺气肿引起的咳嗽、气喘。咳喘痰黄、舌红、苔黄者不宜服用。

## 胃痛

胃痛又称胃脘痛，是由外感邪气、内伤饮食、脏腑功能失调导致气机郁滞引起，以上腹胃脘部（包括其周围）经常疼痛为主症。胃痛在脾胃肠病证中最多见，发病率较高，表现为胃脘疼痛，同时伴有恶心、脘闷、嗳气、大便不调等不适。

### 小方子精选

### 胡椒葱汤

（成分）胡椒粉2克，葱白3根，生姜6克。

（制法）锅中加水烧沸，再放入葱白、生姜煮沸，制成姜葱汤。用热姜葱汤冲胡椒粉服用。胃痛时服。

（功效）暖胃，行气止痛。

（适用）胃寒痛症。胃热痛者忌服。

### 生姜鲫鱼汤

（成分）鲫鱼2条，生姜30克，陈皮10克，胡椒3克，盐、味精各适量。

（制法）鲫鱼去鳞、内脏，洗净。生

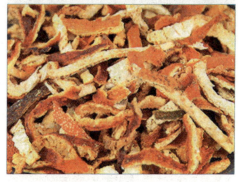

陈皮

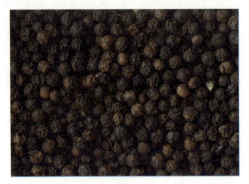

胡椒

姜、陈皮和胡椒装入纱布袋内，扎口。药袋塞入鱼腹内，鱼放入汤锅中，加适量水煮熟。再加入盐、味精调味即成。

功效 温中散寒，理气止痛。

适用 虚寒型胃痛。

## 佛手粥

成分 佛手10～15克，粳米50～100克，冰糖适量。

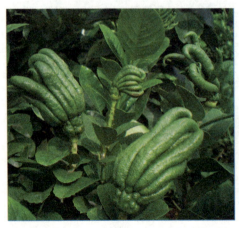

佛手

制法 佛手水煎取汁。粳米淘净，与佛手煎汁、冰糖共置砂锅中，加水适量，煮熟即成。

功效 健脾养胃，理气止痛。

适用 老年人胃弱胃痛、胸闷气滞、消化不良、嗳气呕吐等。

## 生姜橘皮汤

成分 生姜、橘子皮各12克。

制法 生姜、橘子皮分别洗净，均切条。上述2味共置砂锅中，加适量水煮汤。

功效 止痛，止呕。

适用 胃痛、慢性胃炎、呕吐等。

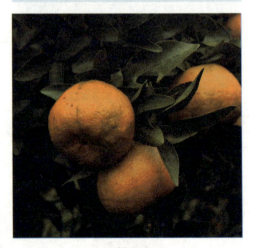

橘子

## 花椒炖猪肚

成分 猪肚1个，花椒、生姜片、料

酒、盐各适量。

**制法** 猪肚洗净后塞入花椒、生姜片，放入锅中。往锅中倒入料酒，撒上盐，加水炖至猪肚烂熟即成。

**功效** 温中散寒，健胃止痛。

**适用** 胃痛经久不愈。

### 砂仁粥

**成分** 粳米100克，砂仁5克。

**制法** 粳米淘净。砂仁研为细末。粳米入锅，加水煮熟。撒入砂仁末，稍煮即成。

**功效** 健脾胃，助消化。

**适用** 虚寒性胃痛，胀满，小儿食欲不振。

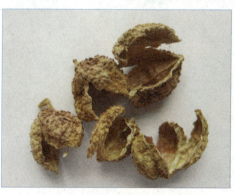

砂仁

### 吴茱萸生姜粥

**成分** 糯米100克，吴茱萸10克，生姜3片。

**制法** 吴茱萸装入纱布袋内，扎口。糯米淘净，与药袋、生姜共置砂锅中，加水煮成稀粥。拣出药袋、生姜不用，即成。

**功效** 温中止痛。

**适用** 寒性胃痛。

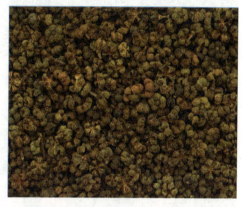

吴茱萸

## 食欲不振

食欲不振又称厌食，不是一种独立的疾病，而是消化系统疾病的常见症状，主要表现为不思饮食，或食而无味、食后难于消化等。

中医学认为，食欲不振属脾胃虚弱，或肝胃不和，或饮食不节，或感受外邪而损胃，治疗当以调节脾胃为关键。

小儿常患食欲不振，长期厌食可引起营养不良、体力衰弱及精神异常。

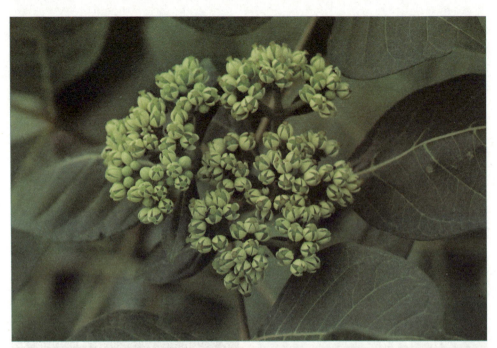

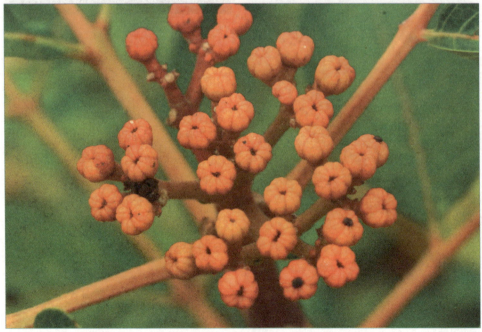

吴茱萸

小方子治大病 彩图版

## 小方子精选

### 芙蓉鹌片

**成分** 鹌鹑肉250克，冬笋、火腿各50克，豌豆荚30克，鸡蛋1个（取蛋清），葱白、姜末、盐、味精、料酒、淀粉、水淀粉、香油、植物油各适量。

**制法** 鹌鹑肉洗净，切成薄片，放入碗中，加入蛋清、盐、淀粉拌匀上浆。将冬笋、火腿分别洗净，切成薄片。豌豆荚洗净。炒锅内放植物油烧热，倒入鹌鹑肉片炒熟，捞起。锅内留底油少许，放入鹌鹑肉片、冬笋片、火腿片、豌豆荚、葱白、姜末、味精、料酒，用大火爆炒。再用水淀粉勾芡，淋上香油即成。

**功效** 补五脏，疗虚损。

**适用** 脾胃虚弱、食欲不振、筋骨酸痛等。

### 鲚鱼豆豉汤

**成分** 鲚鱼500克，姜3片，胡椒粉15克，豆豉6克。

**制法** 鲚鱼宰杀，去鳞、鳃及内脏，洗净。豆豉入锅，加水煮沸。再放入鲚鱼、生姜片、胡椒粉，煮至鱼肉熟即成。

**功效** 补气温中。

**适用** 脾胃虚寒、食欲不振等。温热证及素体阳盛者不宜食用。

### 山楂鱼块

**成分** 鲤鱼肉300克，山楂片25克，鸡蛋1个（取蛋清），生姜片、葱末、白醋、料酒、盐、白糖、辣酱油、淀粉、水淀粉、植物油各适量。

**制法** 鲤鱼肉洗净，斜刀切成瓦片状块，加料酒、盐腌渍15分钟，加入蛋清、水淀粉拌匀上浆，再裹上淀粉。鲤鱼肉块入爆过生姜片的温植物油中炸熟，捞起沥油。锅中留底油，放入少量水、山楂片、生姜片、白醋、白糖、辣酱油，烧沸后以水淀粉勾芡，倒入鲤鱼肉块，用中火急炒，出锅前撒上葱末即成。

**功效** 开胃消食，利水止泻。

**适用** 食欲不振、冠心病、高脂血症等。

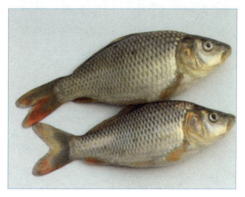

鲤鱼

## 参药野鸭汤

**成分** 野鸭1只，党参、生姜各15克，山药30克，盐适量。

**制法** 野鸭宰杀，去毛、内脏，洗净后切块。党参、生姜和山药装入纱布袋内，扎口。野鸭肉与药袋共置砂锅中，加水炖至野鸭肉熟。再加入盐调味即成。

**功效** 补益脾胃。

**适用** 脾胃虚弱、身体瘦弱、食欲不振等。

## 炖猪肚

**成分** 猪肚1个，生姜5克（不去皮）。

**制法** 猪肚洗净，用沸水焯一下，捞出刮去内膜。生姜塞入猪肚内，入锅蒸至猪肚烂熟即成。

**功效** 温补脾胃。

**适用** 食欲不振、四肢欠温、神疲乏力、大便溏薄等。阴虚火旺者不宜食用。

## 橙子蜂蜜饮

**成分** 橙子1个，蜂蜜50毫升。

**制法** 橙子用水浸泡，待除去酸味后，带皮切成4瓣。橙子、蜂蜜共置锅中，加水适量，先用大火烧沸，再转小火煮20～25分钟。捞出橙子，取汁，代茶饮用。

**功效** 消食下气。

**适用** 食欲不振、食积气滞、脘中痞闷等。

## 橘红糕

**成分** 粳米粉500克，橘红10克，白糖200克。

**制法** 橘红研为细末，与白糖混匀，制成馅料。粳米粉以少许水润湿，包入橘红馅料，做成糕坯。糕坯入锅蒸熟，取出放凉压实，切成方块即成。

**功效** 燥湿化痰，理气健脾。

**适用** 食欲不振、消化不良、咳嗽痰多等。

## 茯苓香菇饭

**成分** 粳米700克，茯苓10克，干香菇10朵，油豆腐3块，青豌豆半碗，酒、酱油、盐各适量。

**制法** 茯苓用冷水泡1小时，然后捣成粉。干香菇用水泡开，洗净，切丝。油豆腐切丁。粳米淘净后入锅，加水适量，放入茯苓、香菇、油豆腐丁、酒、酱油、盐，煮至水将干。再把青豌豆撒在饭面上，焖至豌豆熟即成。

**功效** 补养心脾，益气开胃。

**适用** 病后体虚、食欲不振、惊悸少寐、眩晕健忘等。湿热内蕴或痰火内盛者慎食。

## 麦芽山楂粥

**成分** 粳米50克，山楂、炒麦芽各6～10克，白糖少许。

**制法** 山楂、炒麦芽共置砂锅中，水煎取汁。粳米淘净，与药汁同煮成粥。再加入白糖调味即成。

**功效** 和胃，消食，导滞。

**适用** 小儿饮食不节引起的食欲不振。

## 莲子饭焦粥

**成分** 莲子50克（去心）、饭焦（即锅巴）、白糖各适量。

**制作** 莲子、饭焦入锅，加水适量，用小火煮，煮至莲子烂熟。再加入白糖即成。

**疗效** 健脾涩肠，益气消食。

**适用** 脾胃虚弱引起的食欲不振、消化不良、大便溏泄等症。

## 鲤鱼豆豉汤

**成分** 鲤鱼肉100克，豆豉30克，陈皮6克，胡椒粉、生姜、盐、植物油各适量。

**制法** 鲤鱼肉洗净，切块。炒锅内放植物油烧热，放入鲤鱼肉略炒，倒入适量水，再放入豆豉、陈皮、生姜煮。鲤鱼肉熟时，加入胡椒粉、盐调味即成。

**功效** 祛湿，和胃，除烦。

**适用** 小儿食欲不振。

## 扁豆苡仁粥

**成分** 白扁豆20克，山药15克，薏苡仁10克。

**制法** 白扁豆、山药、薏苡仁分别洗净。上述3味共置砂锅中，加水适量，先用大火煮沸，再改小火煮熟即成。

**功效** 和中健脾，消暑化湿。

**适用** 小儿食欲不振。

## 神仙粥

**成分** 粳米100克，山药、芡实各50克，盐、味精各少许。

**制法** 芡实洗净，入锅加水煮熟。放入淘净的粳米、洗净的山药，煮熟。再加入盐、味精调味即成。

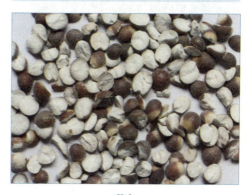

芡实

**功效** 健脾补肾，养心益智。

**适用** 心脾肾虚引起的神疲乏力、食欲不振、记忆力减退、遗精、小便频多等症。内热盛者慎服。

## 鹌鹑煲粥

**成分** 净鹌鹑1只，粳米、盐各适量。

**制法** 净鹌鹑洗净，切块。粳米、净鹌鹑共置锅中，加水煮熟。再加入盐调味即成。

**功效** 益气补脾，调肺利水。

**适用** 小儿食欲不振、疳积。

## 牛百叶粥

**成分** 牛百叶150～200克，粳米40～50克。

**制法** 牛百叶洗净，切成小块。粳米淘净，与牛百叶块共置锅中，加水煮熟即成。

**功效** 健脾益气，助消化。

**适用** 小儿病后虚弱、食欲不振、气血不足等。

## 健儿糕

**成分** 糯米粉250克，麦芽25克，山楂20克，茯苓、山药各15克，蔗糖150克。

**制法** 麦芽、茯苓、山药共研为粉末，过80目筛。山楂放入砂锅内，水煎取汁。取面盆一个，倒入糯米粉、山楂煎汁、茯苓等粉末、蔗糖和匀，然后制成若干个糕坯。将糕坯放入烤箱，烤熟即成。

**功效** 健脾消食，助运导滞。

**适用** 小儿形体消瘦、食欲不振、大便稀溏等。

# 消化不良

消化不良是一种胃动力障碍引起的疾病。常见症状为上腹痛或不适、餐后饱胀、嗳气、早饱、厌食、恶心、呕吐、胃灼热、反酸等。其病因很多，如进食油煎、油炸等不易消化的食物，进食过饱，以及愤怒等不良情绪。小儿为消化不良的高发群体。

消化不良在中医学中属"脘痞""嘈杂""胃痛"等范畴，病在胃，涉及肝、脾，病机主要为脾胃虚弱、气机不利、胃失和降。

## 小方子精选

## 猪肚粥

**成分** 粳米、猪肚各500克，盐适量。

**制法** 猪肚洗净，加水煮至七成熟，捞出，切丝。粳米淘净，与猪肚丝和猪肚汤一起煮熟。再加入盐调味即成。

**功效** 健脾益气。

**适用** 脾胃气虚引起的消化不良，症见食欲不振、完谷不化等。

### 海蜇煮荸荠

**成分** 海蜇100克，荸荠250克。

**制法** 海蜇和荸荠洗净，共置砂锅中，加适量水煮。荸荠煮熟后取出。每次温热嚼食荸荠3～5个。

**功效** 消积，化痰。

**适用** 小儿消化不良。体弱的小儿不可多食。

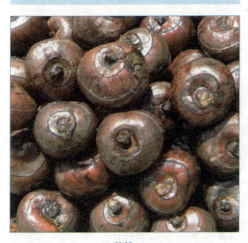

荸荠

### 曲米粥

**成分** 粳米60克，六神曲15克。

**制法** 六神曲捣碎，加适量水煎20分钟，去渣取汁。粳米淘净，倒入六神曲煎汁，煮熟即成。

**功效** 健脾胃，助消化。

**适用** 消化不良、食积难消、嗳腐吞酸、脘闷腹胀、大便溏泄等。

### 消食饼

**成分** 炒山楂、炒白术各120克，六神曲60克，米粉250克。

**制法** 炒山楂、炒白术和六神曲共研为细末。取面盆一个，倒入药末、米粉，加水和成面团，再分成蛋黄大小的剂子，压成饼状。将饼坯上锅蒸熟即成。

**功效** 开胃，助消化。

**适用** 小儿伤食、消化不良、嗳气酸腐等。

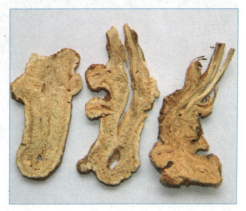

白术

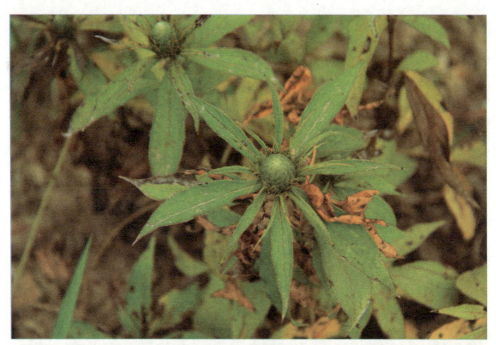

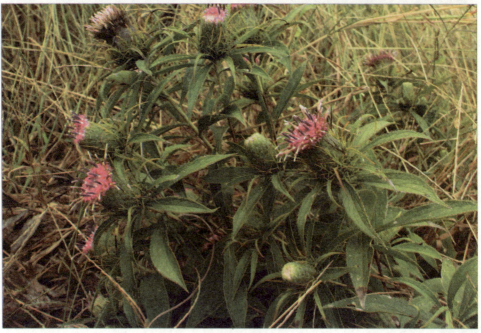

白术

## 蜜饯萝卜

**成分** 白萝卜500～1000克，蜂蜜150～200毫升。

**制法** 白萝卜洗净，切成条状或丁状，入沸水中煮熟，捞出沥水，晾晒半日。晾晒好的白萝卜再次入锅，加蜂蜜以小火煮，边煮边搅拌，搅匀后取出白萝卜，晾凉即成。

**功效** 宽中行气，消食化痰。

**适用** 小儿消化不良。

## 羊肉萝卜汤

**成分** 羊肉1000克，豌豆100克，白萝卜300克，草果5克，生姜10克，胡椒、盐、味精、醋、香菜各适量。

**制法** 羊肉洗净，切块。豌豆洗净。白萝卜洗净，切成小块。香菜洗净，切段备用。羊肉、豌豆、草果及生姜放入砂锅内，加水适量，先用大火烧沸，再改小火炖1小时。放入白萝卜块煮熟。再加入胡椒、盐、味精、香菜即成。

**功效** 温胃消食。

**适用** 消化不良引起的脘腹冷痛、食滞等症。

## 香砂藕粉糊

**成分** 砂仁2～3克，木香1～2克，藕粉30～50克，白糖适量。

**制法** 砂仁、木香共研为细末，混匀。每次取1/5～1/3的药末，同藕粉、白糖一起放入碗内，用沸水冲泡，搅拌成糊状，趁热食用。

**功效** 健脾开胃。

**适用** 小儿消化不良。

## 二丑消积饼

**成分** 黑丑、白丑各60克，面粉500克，白糖适量。

**制法** 黑丑、白丑炒香脆，共研为极细末。面粉加药末、白糖、适量水和成面团，再烘制成饼干，每块3克。每次食1～2块饼干。

**功效** 消食导滞。

**适用** 小儿消化不良、食积等。

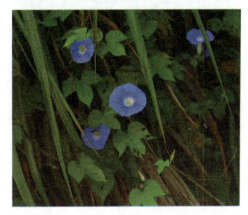

牵牛

# 水肿

水肿指体内水液潴留，泛溢肌

肤，引起头面、腹背、四肢甚至全身水肿的症状。究其病因，多由外感湿邪、久居湿地、饮食不节或病后体虚引起，并与肺、脾、肾三脏密切相关。《景岳全书》谓："凡水肿等证，乃脾、肺、肾三脏相干之病。盖水为至阴，故其本在肾；水化于气，故其标在肺；水惟畏土，故其制在脾。"

水肿可分为阳水、阴水两大类。阳水则风水泛滥，水湿浸渍，湿热壅盛；阴水则脾阳不振，肾阳虚衰，气血两虚。

## 小方子精选

### 菊花火锅鱼片

**成分** 鲤鱼1条（约500克），鲜菊花300克，鸡汤2000毫升，生姜片、葱段、醋各适量。

**制法** 鲤鱼宰杀，去鳞、内脏，洗净，切成薄片。鲜菊花用水洗2次，捞出沥水。鸡汤倒入锅内，放入生姜片、葱段烧沸，再放入鲤鱼片煮5分钟。最后放入鲜菊花、醋，煮2～3分钟即成。

**功效** 利水消肿，清热解毒，止咳下气。

**适用** 浮肿胀满、小便不利、黄疸、气喘咳嗽等。

### 茯苓赤小豆粥

**成分** 粳米100克，茯苓25克，赤小豆30克，大枣10个。

**制法** 赤小豆用水浸泡半日。粳米淘净。茯苓、大枣分别洗净。上述4味共置砂锅中，加水适量，煮熟即成。

**功效** 利水消肿，健脾益胃。

**适用** 水肿、肥胖、大便溏薄等。

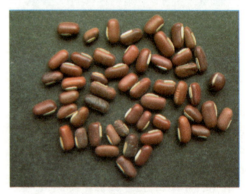

赤小豆

### 菊花豆苗熘鱼片

**成分** 鲤鱼1条（约500克），鲜菊花、豌豆苗各50克，鸡蛋1个（取蛋清），鸡汤500毫升，料酒、淀粉、姜末、胡椒粉、味精、盐、植物油各适量。

**制法** 鲜菊花、豌豆苗洗净。鲤鱼宰杀，去鳞、内脏，洗净后切成薄片，加入蛋清、料酒、淀粉、味精、盐拌匀上浆。取碗一个，放入鸡汤、料酒、淀粉、胡椒粉、味精、盐调成芡汁。炒锅内放植物油烧热，放入鲤鱼片炒熟，捞出。锅内留底油少许，放入姜末煸香，倒入芡汁。再放入鲤鱼片、鲜菊花、豌豆苗，翻炒几下即成。

**功效** 利水消肿，益脾除热。

**适用** 胸中烦热、食欲不振、消化不良、体虚乏力等。

## 清炖牛肉萝卜汤

**成分** 黄牛肉2000克，白萝卜1000克，葱结、盐、料酒、植物油各适量。

**制法** 黄牛肉洗净，切成大块。白萝卜刮皮，洗净，切滚刀块。炒锅内放植物油烧热，倒入黄牛肉块翻炒5分钟，加入料酒，再焖烧10分钟，至出香味时盛入砂锅内，一次加足冷水将黄牛肉块浸没。用大火将砂锅烧沸，放入葱结、料酒，再改小火炖3小时，至黄牛肉块熟透。倒入白萝卜块，加盐1匙，慢炖1小时后离火即成。

**功效** 补脾胃，利水湿，消胀满。

**适用** 肝硬化腹水初期。

## 乌鱼冬瓜汤

**成分** 乌鱼500克，冬瓜250克，料酒、葱末、生姜片、味精、植物油各适量。

**制法** 乌鱼宰杀，去鳞，去内脏，切块。冬瓜洗净，切片。炒锅内放植物油烧热，放入生姜片煸香，放乌鱼块略煎，加入料酒，再加少许水焖煮20～30分钟。放入冬瓜片，再煮5分钟。最后撒上葱末、味精即成。

**功效** 利水消肿。

**适用** 肾病引起的水肿。

## 玉米汁鲫鱼汤

**成分** 小鲫鱼10条（约350克），玉米须、玉米芯各100克，料酒、生姜片、葱末、味精各适量。

**制法** 玉米须、玉米芯共置砂锅中，加水沸煮20分钟，取汁备用。小鲫鱼宰杀，去鳞、内脏，用料酒腌渍15分钟。将小鲫鱼放入药汁锅中，加料酒、生姜片炖30分钟。最后加入葱末、味精即成。

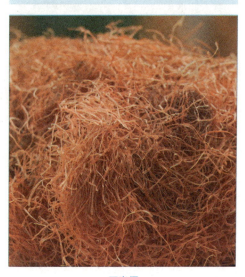

玉米须

**功效** 除湿利水。

**适用** 水肿、尿少、尿频、尿急、尿道灼痛等。

## 狗肉小麦仁粥

**成分** 狗肉500克，小麦仁100克。

**制法** 狗肉洗净，切成小块。小麦仁洗净。狗肉块、小麦仁共置锅中，加水煮熟即成。

**功效** 补虚消肿。

**适用** 营养不良引起的体虚水肿。

## 白茯苓粥

**成分** 粳米100克，茯苓粉15克，胡椒粉、盐、味精各少许。

**制法** 粳米淘净，与茯苓粉共置砂锅中，加水煮至米烂。再加入胡椒粉、盐、味精调味即成。

**功效** 健脾胃，利水肿。

**适用** 老年性水肿。

# 腹泻

腹泻是以大便次数增多，粪质稀薄甚至如水样为临床特征的一种脾胃肠病证。病发时，常兼有脘腹不适、腹胀腹痛、肠鸣、食欲不振、小便不利等症状。腹泻病因甚多，主要与脾胃、大肠的关系密切。古代医家或从外感病因辨证分为湿、水、气、痰、积等腹泻；或从内伤分型，如脾虚腹泻、肾虚腹泻、肝脾不和腹泻、食积腹泻等。

小儿为腹泻高发人群，发病年龄多为2岁以下，以肠道内病毒、细菌感染最为多见。

## 小方子精选

### 山药羊肉粥

**成分** 羊肉250克，鲜山药、糯米各500克，盐、葱末、姜末、味精、胡椒粉、植物油各适量。

**制法** 羊肉洗净，切碎。炒锅内放植物油烧热，加入羊肉煸，再加入盐、葱末、姜末继续炒至羊肉熟透。鲜山药去皮，洗净，切成小块。糯米淘净后入锅，加适量水煮沸，放入山药块以小火煮熟。再加入炒熟的羊肉，煮沸后加入味精、胡椒粉调味即成。

**功效** 健脾止泻，补气暖胃。

**适用** 脾胃虚弱引起的慢性腹泻。

### 芡实扁豆山药粥

**成分** 白扁豆、山药各60克，芡实20克，粳米50克。

**制法** 粳米淘净。白扁豆、山药、芡实分别洗净，芡实用水浸泡几小时。上述4味共置砂锅中，加水煮熟即成。

**功效** 健脾益胃，祛湿止泻。

**适用** 脾虚胃弱引起的腹泻、呕吐、食欲不振等症。

### 山药莲肉粥

**成分** 粳米30克，山药15克，莲子（去心）、麦芽各5克，白糖适量。

**制法** 麦芽水煎取汁。粳米、山药、莲子分别洗净，共置锅中，加水煮熟。兑入麦芽煎汁，加入白糖，稍煮即成。

**功效** 健脾祛湿，和胃止泻。

**适用** 小儿腹泻。

### 糯米固肠汤

**成分** 糯米30克，山药15克，胡椒粉、白糖各适量。

**制法** 糯米略炒，与山药加水共煮。煮熟后，加胡椒粉、白糖调味即成。

**功效** 健脾暖胃，温中止泻。

**适用** 小儿脾胃虚寒型腹泻。

### 栗子柿饼糊

**成分** 栗子仁15克，柿饼半个。

**制法** 栗子仁、柿饼加水共磨成糊状。栗子仁柿饼糊入锅，加适量水煮

熟，分2次食用。

**功效** 补肾，健脾，养胃。

**适用** 小儿腹泻。

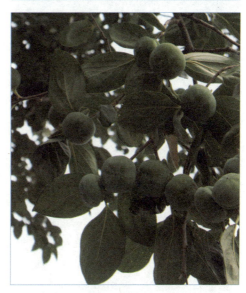

柿子

### 芡实山药糊

**成分** 芡实、山药、糯米粉、白糖各500克。

**制法** 芡实、山药一同晒干，碾为细粉，与糯米粉及白糖混匀，装入容器中备用。用时取混合粉50～100克，加水煮成糊即成。

**功效** 健脾止泻。

**适用** 小儿脾虚久泻、消化不良、大便溏薄、体虚羸弱等。小儿急性肠炎、细菌性痢疾腹泻者忌服。

### 糯米车前叶粥

**成分** 糯米50克，鲜车前叶10～15克。

**制法** 鲜车前叶洗净，切碎，水煎取汁。糯米淘净，与车前叶煎汁同煮成粥。

**功效** 清热利尿。

**适用** 小儿急性腹泻及小便不通。

### 人参扁豆粥

**成分** 粳米50克，白扁豆5～10克，人参2～5克。

**制法** 粳米、白扁豆、人参分别洗净。人参水煎取汁。白扁豆入锅，加水先煮，将熟时放入粳米同煮。煮熟后倒入人参煎汁，调匀即成。

**功效** 健脾止泻，益精补肺。

**适用** 久泻不止、脾胃虚弱，或小儿吐泻交作。

### 加味车前子粥

**成分** 粳米100克，车前子15～30克，木棉花30克。

**制法** 车前子装入纱布袋内，扎口，与木棉花一起水煎取汁。粳米淘净，与药汁同煮成粥。

**功效** 清热止泻，利水消肿。

**适用** 感染性腹泻（急性胃肠炎）、

尿道炎、膀胱炎等。

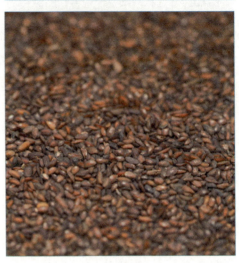

车前子

# 遗尿

遗尿俗称尿床，是睡眠中小便自遗，醒后方知的一种病症。其多发生于5岁以下小儿。医学研究认为，如果3岁以上人群多次发生入睡后无意识排尿，每周有1次以上且持续至少6个月，而在清醒状态下无此现象发生的，应视为遗尿。

遗尿分原发性和继发性两种。原发性遗尿指小儿从小至就诊一直遗尿。继发性遗尿指小儿曾经停止遗尿（少于6个月），之后又发生遗尿。长期遗尿患者会出现面色苍白、疲乏、记忆力减退、精神不振等症状。

# 小方子精选

### 益智猪小肚

**成分** 猪小肚1个，益智5克，白胡椒7粒，糯米30克。

**制法** 猪小肚洗净，将益智、白胡椒、糯米塞入猪小肚内，扎紧猪小肚两端。猪小肚放入砂锅内，加水炖熟即成。每日1个，连吃1周。

**功效** 补肾壮阳，摄纳膀胱。

**适用** 遗尿。

### 小米苡仁粥

**成分** 小米20克，薏苡仁30克。

**制法** 小米、薏苡仁分别洗净，薏苡仁用水浸泡数小时。小米、薏苡仁共置锅中，加水煮至米烂即成。

**功效** 补肾壮阳，缩尿止遗。

**适用** 尿频、遗尿等症。

### 荔枝枣泥羹

**成分** 干大枣、干荔枝各10个。

**制法** 干大枣煮熟，去皮、核，捣成枣泥。干荔枝剥皮，去核取肉，与枣泥共置砂锅中，加水略煮即成。

**功效** 补脾生血，止遗尿。

**适用** 小儿遗尿。

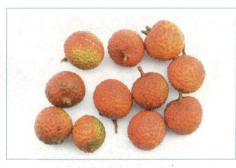

荔枝

### 韭菜根粥

**成分** 鲜韭菜根25克，粳米50克，白糖适量。

**制法** 鲜韭菜根洗净，用干净纱布包着绞取汁液。粳米淘净，加水煮沸，倒入鲜韭菜根汁。粳米熟时，加入白糖调味即成。现煮现食。

**功效** 补肾温中，壮阳止遗。

**适用** 小儿遗尿。

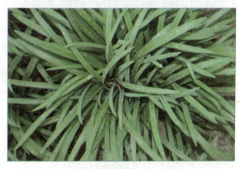

韭菜

### 芪地鸡粥

**成分** 母鸡1只，黄芪30克，熟地黄50克，粳米100克，韭菜、盐、味精

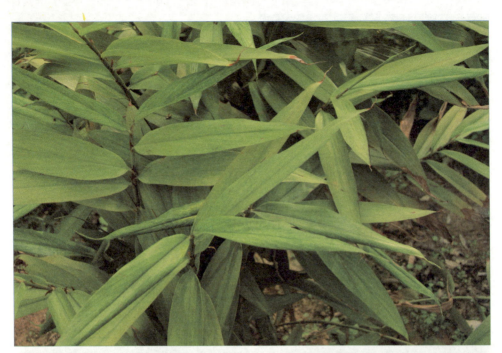

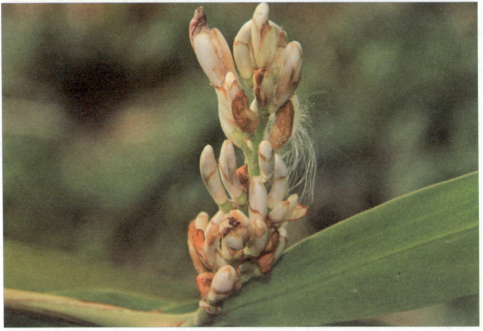

益智

小方子治大病 彩图版

各适量。

（制法）母鸡宰杀，去毛、内脏，入沸水中焯去血水。黄芪、熟地黄装入纱布袋内，扎口。粳米淘净。砂锅内加水适量，放入母鸡及药袋，炖煮2小时至鸡肉烂熟，取出药袋不用，并去掉鸡骨。加入粳米，煮至米烂。再加入韭菜、盐、味精拌匀，稍煮即成。

（功效）补脾益气，补肺气，调水道。

（适用）肺脾气虚引起的小儿遗尿。

## 水陆二味粥

（成分）芡实50克，金樱子20克，白糖少许。

（制法）金樱子水煎取汁100毫升。芡实、金樱子煎汁共置砂锅中，加水适量，煮熟。再加入白糖调味即成。

（功效）固肾缩尿，益肾固精，健脾。

（适用）小儿肾虚引起的遗尿，以及成人遗精、老年人小便失禁等。

## 五香鹌鹑

（成分）鹌鹑10只，大料、花椒、陈皮、丁香、桂皮各少许，葱、姜、料酒、冰糖、酱油、盐、清汤、花生油、香油各适量。

（制法）鹌鹑宰杀，去毛、内脏，洗净沥水，表皮抹少许酱油。锅中放入花生油烧至八成热，鹌鹑下锅炸至红润，捞出沥油。砂锅中放入炸鹌鹑，倒入清汤，放入除香油外所有调料，用中火烧沸，撇去浮沫，改用小火煨至鹌鹑酥烂。捞出鹌鹑，每只切成两半装盘，浇入锅中卤汁，再淋少许香油即成。

（功效）益中气，壮筋骨。

（适用）肾虚引起的腰膝酸软、尿频、遗尿等症。

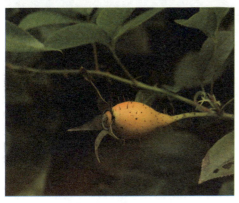

金樱子

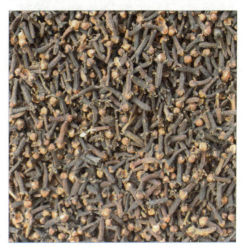

丁香

## 猪小肚炖白果

**成分** 白果15～30克，猪小肚1个。

**制法** 猪小肚切开，洗净。白果塞入猪小肚内。猪小肚放入砂锅中，加水适量，炖熟即成。

**功效** 固肾气，止遗尿。

**适用** 小儿遗尿。要注意白果有小毒，每次不宜吃得过多。

# 贫血

　　贫血是血液中红细胞的数量或红细胞中血红蛋白的含量不足。其表现为头晕、眼花、耳鸣、健忘、面色苍白、心悸气短、疲倦无力、食欲不振、指甲变薄易裂、月经失调等。引起贫血的原因有很多，如造血功能出现障碍、红细胞遭到过度破坏、失血等。引起贫血的原因不同，治疗的方法也截然不同。

## 小方子精选

### 山药紫荆皮汤

**成分** 山药30克，紫荆皮9克，大枣10个。

**制法** 所有药材分别洗净，共置砂锅中，加水煎汤即成。

**功效** 健脾益血，补肾养阴。

**适用** 贫血伴有低热。

### 猪血粥

**成分** 猪血100克，菠菜250克，粳米50克，盐、味精、葱末、姜末各适量。

**制法** 猪血放入沸水中稍煮片刻，捞出，切成小块。菠菜洗净，用沸水焯3分钟，捞出，切成小段。将猪血块、菠菜段及粳米一同放入锅中，加水适量，煮熟。再加入盐、味精、葱末、姜末调味即成。

**功效** 润肺养血，消烦去燥。

**适用** 贫血、痔疮便血、老年人便秘等。

### 龙眼黑芝麻粥

**成分** 黑芝麻25克，龙眼肉15克，粳米适量。

**制法** 黑芝麻去杂质，入锅炒香。粳米淘净后入锅，加水适量，煮至半熟。再加入黑芝麻、龙眼肉，煮熟即成。

**功效** 补肝肾，润五脏。

**适用** 阴血不足引起的眩晕、消瘦、大便干燥、须发早白，以及产后乳汁不足等症。

## 当归米饭

**成分** 猪肉200克，当归15克，粳米、洋葱、土豆、胡萝卜、盐、酱油、胡椒粉各少许。

**制法** 粳米淘净，如常法煮成干饭。猪肉切丝。洋葱、胡萝卜洗净，切片。土豆洗净，切丝。当归加水100毫升，煎取药汁50毫升，连渣保留备用。猪肉炒熟，放入洋葱片、土豆丝、胡萝卜片，翻炒数下，倒入当归煎汁，再加入盐、酱油、胡椒粉，煮熟后与干饭一起食用。

**功效** 调经活血。

**适用** 平素血虚体弱、贫血、月经量少等。

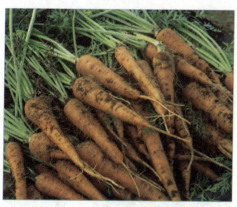

胡萝卜

## 黄芪鸡汁粥

**成分** 母鸡1只（1000～1500克），黄芪15克，粳米100克。

**制法** 母鸡宰杀，去毛、内脏，洗净后入锅，熬成浓鸡汤。粳米淘净。黄芪水煎取汁，与浓鸡汤、粳米共煮，煮熟即成。

**功效** 益气血，填精髓，补气升阳，固表止汗。

**适用** 气血两虚型贫血、乏力、自汗等。感冒发热期间不宜食。

## 芪枣羊骨粥

**成分** 羊骨1000克，黄芪30克，大枣10个，粳米100克，盐、生姜、葱白各适量。

**制法** 羊骨打碎，与黄芪、大枣共置砂锅中，加水煎汤。粳米淘净，与羊骨药汤一起煮。将熟时加入盐、生姜、葱白调味，稍煮即成。

**功效** 补肾气，强筋骨，健脾胃。

**适用** 再生障碍性贫血。

## 枣菇鲫鱼

**成分** 鲫鱼300克，香菇150克，大枣10个，生姜片10克，盐、味精、葱白、植物油各适量。

**制法** 鲫鱼去鳃、鳞、内脏，洗净。香菇用水泡发，切片。大枣洗净，去核。炒锅内放植物油烧热，放入鲫鱼略煸，加水2～4碗，再放入香菇、大枣、生姜片、葱白，先用大火煮沸，再改小火炖至鱼汤呈乳白色。再加入盐、味精调味即成。

**功效** 补肝肾，益脾胃，养血补血。

**适用** 贫血、身体虚弱、消化不良、疲倦等。

### 动物肝粥

**成分** 动物肝（猪肝、羊肝、牛肝、鸡肝均可）100～150克，粳米100克，葱段、生姜片、盐各适量。

**制法** 动物肝洗净，切成小块。粳米淘净。动物肝与粳米共置锅中，加水煮成稀粥。加入葱段、生姜片、盐调味，再煮一两沸即成。现煮现吃。

**功效** 补肝，养血明目。

**适用** 气血虚弱引起的贫血、夜盲症、眼疳等。

# 便秘

便秘是一种常见病症，指便次太少，或排便不畅、费力、困难，大便秘结且量少。正常情况下人每日大便1～2次，大便量受进食食物种类及生活环境的影响。便秘患者通常2日以上才排便1次，严重者2～4周才排便1次。部分患者虽然排便次数正常，但排便困难，排便时间每次在30分钟以上，大便硬如羊粪，且数量极少。

## 小方子精选

### 紫苏麻仁粥

**成分** 粳米50～100克，紫苏子10克，火麻仁15克。

**制法** 紫苏子、火麻仁捣烂，加水研磨，过滤取汁。粳米淘净后入锅，加入药汁、适量水，煮熟即成。

**功效** 润肠通便。

**适用** 老年人、产妇因血虚肠燥引起的便秘。

### 玫瑰香蕉

**成分** 香蕉500克，鲜玫瑰花1朵，鸡蛋、芝麻、白糖、面粉、淀粉、植

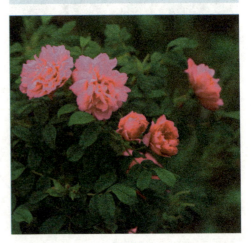

玫瑰花

物油各适量。

 **制法** 香蕉剥去皮，切滚刀块。鲜玫瑰花洗净，切丝。芝麻去杂质，炒熟。鸡蛋打入碗内，加面粉、淀粉、少许水拌匀调糊。炒锅内放植物油烧至五成热，将香蕉块裹一层面糊后下锅炸，炸至金黄色捞出沥油。锅内留底油少许，放白糖炒至黄色，倒入炸好的香蕉翻炒，使白糖裹在香蕉上，再撒上熟芝麻，然后盛入抹好油的盘内。最后撒上鲜玫瑰花丝即成。

**功效** 生津润肠。

**适用** 肠燥引起的便秘。

## 虾子海参

**成分** 干海参、干虾子各150克，肉汤500毫升，盐、味精、水淀粉、葱末、姜末、料酒、酱油、植物油各适量。

**制法** 干海参用水泡发，洗净，于肚处划十字花刀，入沸水锅中焯一下，捞出沥水。干虾子洗净，放入碗内，加适量水和料酒，上锅蒸10分钟后取出。炒锅内放植物油烧热，加入葱末、姜末煸香，倒入料酒，再加入肉汤、盐、酱油、海参、虾子，煨透成浓汤汁。最后用水淀粉勾芡，加入味精后起锅。

**功效** 补阴养血，补肾润燥，增强人体免疫力。

**适用** 便秘、头晕、贫血、耳鸣等。

## 姜汁菠菜

**成分** 菠菜300克，生姜25克，盐、酱油、味精、醋、花椒油各适量。

**制法** 菠菜择去黄叶，削去须根，保留红头，洗净后切成长段。生姜洗净，捣出姜汁。锅中加水烧沸，倒入菠菜焯2分钟，捞出沥水，装盘。再加入姜汁、盐、酱油、味精、醋、花椒油调味即成。

**功效** 生津血，降血压，通肠胃，解酒毒。

**适用** 老年人便秘、习惯性便秘、痔疮、高血压及酒精中毒等。

## 核桃仁炒猪腰

**成分** 猪腰2个，核桃仁30克，韭菜100克，葱末、姜末、酱油、料酒、盐、植物油各适量。

**制法** 猪腰剖开，去臊腺，洗净，切成薄片，用料酒腌渍一会儿，然后用沸水焯一下，捞出洗净。炒锅内放植物油烧热，放入核桃仁炸熟，捞出倒入盘内。再起锅放植物油烧热，放入葱末、姜末煸香，加入猪腰、核桃仁、韭菜翻炒。最后加入酱油、盐调味，炒熟出锅即成。

**功效** 滋阴补肾，润肠通便。

适用 肾虚引起的便秘、腰酸腿痛、梦遗滑精等症。

### 五仁粥

成分 粳米200克，芝麻、松子仁、核桃仁、桃仁（去皮、尖，炒）、甜杏仁各10克。

制法 芝麻、松子仁、核桃仁、桃仁、甜杏仁一起碾碎，制成五仁粉。粳米淘净，与五仁粉共置砂锅中，加水适量，煮熟即成。

功效 滋养肝肾，润燥滑肠。

适用 气血亏虚引起的习惯性便秘。

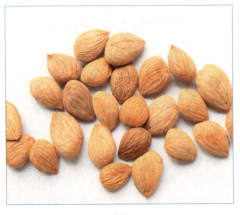

杏仁

### 槟榔糯米粥

成分 糯米100克，郁李仁20克，槟榔、火麻仁各15克。

制法 郁李仁用热水烫去皮，研磨成膏，再放入槟榔研匀。火麻仁加水研

磨，过滤取汁，与淘净的糯米同煮。糯米将熟时，倒入郁李仁槟榔膏，稍煮即成。

功效 理气，润肠，通便。

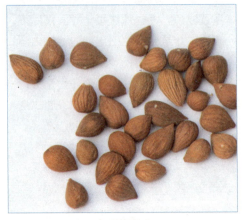

郁李仁

适用 胸膈满闷、大便秘结等。脾虚便溏、无便秘者不可服。

### 松仁粥

成分 松子仁15克，粳米30克。

制法 粳米淘净后入锅，加水适量，煮至将熟。松子仁加水研成膏，倒入粥内，煮至稍沸即成。

功效 润肠通便。

适用 老年人气血不足或热病伤津引起的大便秘结。

### 四仁通便茶

成分 炒杏仁、松子仁、火麻仁、柏

子仁各10克。

制法 所有药材一并捣碎，放入保温杯中。往杯中冲入沸水闷15分钟，代茶频饮。

功效 润肠通便，宁心益志。

适用 阴虚引起的便秘、形体消瘦，或见颧红、眩晕、耳鸣、心悸怔忡、腰膝酸软、舌红少苔、脉细数等。婴幼儿慎用。

## 菠菜猪血

成分 菠菜250克，猪血100克，淀粉、盐、味精、植物油各适量。

制法 菠菜择洗干净，切成小段。猪血洗净，切成薄片，用淀粉、盐、味精拌匀上浆，静置10分钟。锅内加水煮沸，放入菠菜段、盐、植物油，煮至菠菜刚熟。再放入猪血，煮至熟透即成。

功效 滋阴养血，润肠通便。

适用 阴血不足型产后便秘，症见大便秘结。

## 木耳海参煲猪大肠

成分 猪大肠150克，黑木耳30克，海参20~30克，盐、味精各适量。

制法 猪大肠洗净，切成小段。黑木耳、海参分别用水泡发。上述3味共置炖盅内，加水炖至熟。再加入盐、

味精调味即成。

功效 滋阴补血，润燥滑肠。

适用 产后大便难，症见面色无华、头晕乏力。

## 银耳大枣炖冰糖

成分 银耳30克，冰糖25克，大枣10个。

制法 银耳用水泡发。银耳与冰糖、大枣共置炖盅内，加适量沸水，上锅隔水炖1小时即成。空腹食用。

功效 滋阴养血，润肠通便。

适用 血虚型产后便秘，症见大便秘结、面色无华、头晕乏力。

## 松子仁粥

成分 松子仁30克，糯米50克，蜂蜜适量。

制法 松子仁捣成泥。糯米淘净。上述2味共置锅中，加水适量，用小火煮熟。再加入蜂蜜即成。

功效 养血润肠。

适用 产后便秘，症见大便难解、面色无华、产时出血过多。

## 小米大枣粥

成分 小米200克，大枣15个（去核），红糖50克。

制法 小米淘净，与大枣共置锅中，加水适量，煮熟。再放入红糖，略煮即成。

功效 健脾补血，清解虚热。

适用 产后气血虚弱型便秘，症见面色苍白、自汗盗汗、大便不排、无力排便、口干渴饮、倦怠乏力等。

# 自汗、盗汗

自汗、盗汗均属"汗证"范畴，指人体阴阳失调、营卫不和、腠理失密而引起的汗液外泄。时时汗出，动则甚者为自汗；睡眠中汗出，醒后汗止者为盗汗。自汗、盗汗通常是自主神经功能紊乱所致。

## 小方子精选

### 参芪鸽肉汤

成分 净白鸽1只，党参、黄芪各20克，山药30克，盐适量。

制法 净白鸽洗净，斩块。取砂锅，放入净白鸽块、党参、黄芪、山药，加水适量，炖煮50分钟至鸽肉熟即成。再加入盐调味，饮汤食肉。

功效 补气健脾，补中和胃。

适用 胃气虚引起的食欲不振、食后腹胀、气短乏力、虚汗频出等症。

### 牛肉芪麦汤

成分 牛肉250克，黄芪、浮小麦各20克，山药15克，大枣10个，生姜片、葱末、盐、胡椒粉各适量。

制法 牛肉洗净，切片。大枣洗净，去核。黄芪、山药分别洗净，切碎，与浮小麦一起装入纱布袋内，扎口。牛肉片、大枣及药袋共置砂锅中，加入生姜片、葱末及适量水，煮至牛肉熟。除去生姜片、葱末及药袋不用，加入盐、胡椒粉调味即成。

功效 补脾健胃，益气固表，调和营卫，止自汗。

适用 气虚引起的自汗。

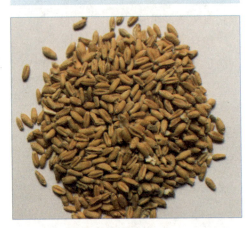
浮小麦

### 龙骨粥

成分 糯米100克，煅龙骨30克，红糖适量。

制法 煅龙骨捣碎，放入砂锅内，加

水200毫升煎1小时，去渣取汁。糯米淘净，与煅龙骨煎汁同放入砂锅中，加水适量，煮至将熟。再放入红糖，煮熟即成。

**功效** 镇惊潜阳，收敛固涩。

**适用** 产后虚汗不止、自汗、盗汗、崩漏等。湿热证患者不宜服。

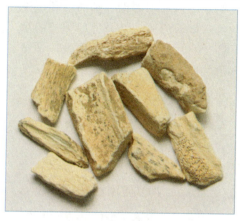

龙骨

## 肉麸汤圆

**成分** 猪瘦肉、糯米粉各250克，小麦麸60克，葱末、姜末、料酒、盐、味精、香油各适量。

**制法** 猪瘦肉洗净，剁成泥。小麦麸炒成黄色。猪瘦肉泥、小麦麸加葱末、姜末、料酒、盐、味精、香油及少许水，搅拌成馅料。糯米粉加水和成面团，分成若干剂子，分别包入馅料，捏成汤圆坯。将汤圆坯放入沸水中，煮熟食用。

**功效** 补虚健脾，降糖降脂。

**适用** 自汗、盗汗。

## 山茱萸茶

**成分** 山茱萸20克，地骨皮、黄芪皮各3克。

**制法** 所有药材共研成粗末，置茶杯中。冲入沸水，加盖闷15分钟，代茶饮用。

**功效** 补虚收敛止汗，清热生津，止渴。

**适用** 自汗、盗汗及消渴。

## 大枣糯米肚

**成分** 净羊肚400克，大枣100克，糯米60克，香油、酱油、盐各适量。

**制法** 净羊肚、大枣、糯米分别洗净，糯米用水浸泡一夜。将大枣、糯米塞入净羊肚内，将净羊肚两端用棉线扎紧，放入大蒸碗内，上锅蒸至羊肚熟、糯米熟透为止，取出放凉。待羊肚放凉后，切片，加入香油、酱油、盐调味即成。

**功效** 补脾健胃，补中益气，止汗止血。

**适用** 妇女产后盗汗。

## 浮小麦茶

**成分** 浮小麦300克，茯苓、麦冬各

90克。

**制法** 所有药材共研成粗末备用。每次取药末50克，放入保温杯中，冲入半杯沸水，20分钟后代茶饮用。

**功效** 养心安神。

**适用** 心慌、自汗、盗汗等。虚寒证患者忌服。

## 浮小麦羊肚汤

**成分** 羊肚100克，浮小麦60克，党参10克，大枣6个，生姜片、盐各少许。

**制法** 羊肚洗净，切成小块。羊肚、浮小麦、党参、大枣、生姜片共置砂锅中，加水适量，用小火炖煮。待羊肚熟后滤去浮小麦，加盐调味即成。饮汤食羊肚。

**功效** 健脾，益气，敛汗。

**适用** 小儿脾虚、阴虚引起的盗汗。

## 牛肉黄芪汤

**成分** 牛肉100克，黄芪10克，浮小麦20克，山药15克，生姜5克，大枣10个，盐适量。

**制法** 牛肉洗净，切成小块。将牛肉块及黄芪、浮小麦、山药、生姜、大枣放入砂锅内，加水炖至牛肉熟。再加入盐调味即成。饮汤食肉。

**功效** 益气固表，养心安神，强健

身体。

**适用** 小儿气虚自汗。

## 泥鳅汤

**成分** 活泥鳅5条，盐、植物油各适量。

**制法** 活泥鳅放入装有干净水的盆中，令其吐尽泥沙，然后洗净，宰杀，除去内脏。炒锅内放植物油烧热，将泥鳅煎炸至金黄色，加适量水炖熟。再加入盐调味即成。饮汤食泥鳅。

**功效** 补中益气，养肾生精。

**适用** 小儿盗汗。

## 浮小麦黑豆汤

**成分** 浮小麦、黑豆各30克，大枣5个，白糖适量。

**制法** 浮小麦、黑豆、大枣分别洗净，共置砂锅中，加水煮至熟，去渣取汁。再放入白糖搅匀即成。代茶饮用。

**功效** 滋肾，补气，止汗。

**适用** 小儿盗汗。

## 甲鱼肉炖百合

**成分** 甲鱼肉60克，百合30克，生姜片、料酒、盐、味精、香油各少许。

**制法** 甲鱼肉洗净，切成小块，入沸水中焯一下，放入砂锅内，加生姜片、料酒及适量水炖1小时。再放入洗净的百合，炖15分钟。最后加入盐、味精、香油调味即成。饮汤食肉。

**功效** 滋阴凉血，补中益气。

**适用** 小儿肺结核引起的低热、盗汗等症。

## 呃逆

呃逆又称打嗝、膈肌痉挛，是一种气逆上冲、喉间呃呃连声、声短而频、令人不能自制的病症。

中医学认为，呃逆主要是饮食不节、情志不畅、正气亏虚引起胃气上逆所致。

### 小方子精选

### 丁香梨

**成分** 大雪梨1个，丁香15粒，冰糖20克。

**制法** 大雪梨洗净，削去表皮，用牙签均匀地在梨上戳15个小孔。将丁香塞入梨上小孔内。把大雪梨放入炖盅内，盅口用保鲜膜封严，上锅蒸30分钟。炒锅内放冰糖及少许水，熬成糖汁。取出梨盅，将梨倒在盘内，抠去丁香不用，浇上冰糖汁即成。

**功效** 理气化痰，益胃，降逆止呕。

**适用** 痰气交阻或胃阴亏虚引起的呃逆、反胃、呕吐等症。

### 姜汁砂仁粥

**成分** 粳米50~100克，砂仁3~5克，生姜汁10毫升。

**制法** 砂仁研为细末。粳米淘净，加水适量，煮熟。放入砂仁末、生姜汁，稍煮即成。

**功效** 温中健脾，和胃止呕。

**适用** 脾胃虚寒引起的呃逆、呕吐、不思饮食等症。

### 丁香柿蒂茶

**成分** 丁香3克，柿蒂6克，红茶1克。

**制法** 前2味入锅，水煎取汁200毫升。用药汁冲泡红茶，随意饮用。

**功效** 温中，降逆，止呕。

**适用** 呃逆连声、呕吐、恶心、胸腹痞满等。

### 莱菔子粥

**成分** 粳米50~100克，莱菔子10克，柿蒂5个。

**制法** 莱菔子、柿蒂共置砂锅中，加水煎数沸，滤渣取汁。粳米淘净，与药汁一起倒入砂锅内，加水适量，煮熟即成。

**功效** 降气化痰，止呃逆。

**适用** 呃逆频频、恶心、痰多、胸胁胀闷、舌淡红、苔白腻、脉弦滑等。气虚者慎用。

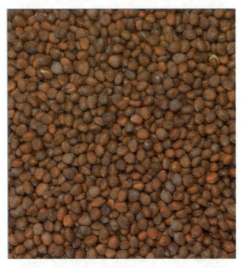

莱菔子

### 加味桂浆粥

**成分** 粳米100克，肉桂2克，生姜5片，柿蒂5个，红糖适量。

**制法** 肉桂、生姜、柿蒂共置砂锅中，水煎取汁。再加入淘净的粳米，加水适量，煮沸。最后放入红糖，煮熟即成。

**功效** 温中祛寒，降逆止呃。

**适用** 呃声沉缓，胃脘不舒，得热则减，得寒愈甚。

# 呕吐

呕吐是胃的内容物反入食管，经口吐出的一种反射动作，通常伴有恶心、流涎、反复吞咽等症状。一些疾病常可导致呕吐，如急性胃肠炎、慢性胃肠炎、肠梗阻、胆囊炎等，而非病理性因素也可致呕吐，如醉酒、早孕反应等。

中医学认为，呕吐是胃失和降、胃气上逆所致，治疗时应以降逆和胃为本。

## 小方子精选

### 生姜和胃茶

**成分** 生姜、红茶各3克。

**制法** 生姜洗净，切片。生姜片与红茶一起放入茶杯内，冲入沸水，加盖闷5分钟后饮用。

**功效** 温中和胃，降逆止呃。

**适用** 呕吐、恶心等。

### 醋面茶

**成分** 小麦粉150克，茶叶5克，醋适量。

**制法** 小麦粉用醋拌匀后捏成弹丸大小，煮熟或隔水蒸熟，备用。取沸水冲泡茶叶，用茶汤送服醋麦丸。每次

1丸，每日2次。

**功效** 和胃降逆，止呕。

**适用** 呕吐不止。

## 藿香粳米粥

**成分** 广藿香15克（或鲜品30克），粳米100克。

**制法** 广藿香洗净，入锅，水煎5分钟，滤渣取汁。粳米淘净，加水煮熟。倒入广藿香煎汁，再次煮沸即成。

**功效** 解暑祛湿，开胃止呕。

**适用** 呕吐、泄泻、脘腹痞闷、食欲不振、头昏头痛、恶寒发热等。

## 半夏山药粥

**成分** 半夏6克，山药粉30克，白糖适量。

**制法** 半夏用温水洗净，用砂锅煎取清汤200毫升，去渣。山药粉放入碗中，用适量凉水调成糊，倒入半夏汤锅中，边倒边搅，煮熟。再加入白糖调味即成。

**功效** 健脾止痰，降逆止呕。

**适用** 脾胃虚弱、胃气上逆引起的呕吐。孕妇慎用。

## 羊肚羹

**成分** 羊肚1个，粳米300克，葱白1根，淡豆豉75克，花椒、生姜、盐、味精各适量。

**制法** 羊肚洗净。粳米淘净。将粳米、葱白、淡豆豉、花椒和生姜一起塞入羊肚内。将羊肚放入锅中，加水煮熟。再加入盐、味精调味即成。

**功效** 祛风散寒，健脾胃，补虚益气。

**适用** 脾胃虚寒引起的呕吐、胃脘作痛、身冷喜暖等症。

## 苏子龙肝粥

**成分** 紫苏子6克，伏龙肝（又名灶心土）12克，粳米粉30克。

**制法** 紫苏子、伏龙肝水煎取汁。粳米粉加适量水调成糊，倒入药汁中，煮熟即成。

**功效** 降气，和胃，止呕。

**适用** 脾胃虚寒引起的呕吐流涎、胸脘堵闷等症。

## 佛手姜汤

**成分** 佛手10克，生姜6克，白糖适量。

**制法** 佛手洗净。生姜去皮，洗净后切片。上述2味共置砂锅中，加水适量，上火煮1小时，去渣取汁。再加入白糖调味即成。

**功效** 疏气宽胸，和胃止呕。

（适用）肝胃不和引起的胸脘闷胀、疼痛、呕吐。

## 姜韭牛奶汁

（成分）鲜韭菜50~150克，生姜20~30克，鲜牛奶250毫升。

（制法）鲜韭菜择洗干净，榨汁，倒入碗中。生姜洗净，榨汁，倒入碗中。鲜牛奶入锅，倒入韭菜汁和生姜汁，煮沸即成。频频温服。

（功效）温中下气，和胃止呕。

（适用）小儿脾胃虚寒引起的恶心呕吐、不思饮食。

# 中风

中风在西医学中被称为脑卒中，在中医学中是对急性脑血管疾病的统称。其多见于老年人，高血压、高脂血症、脑动脉硬化症、情绪激动等为其重要诱因，表现为猝然昏倒、不省人事，伴发口眼㖞斜、口齿不清、半身不遂，或无昏倒而突然出现半身不遂等。中风有两种主要形式：脑出血（又称脑溢血）、脑梗死。

## 小方子精选

### 九龙根炖肉

（成分）猪瘦肉500克，九龙根30克，黄酒250毫升，生姜片、葱段、盐、味精各适量。

（制法）猪瘦肉洗净，切块。九龙根捣碎，研末。猪瘦肉块放入砂锅中，加入九龙根末、黄酒、生姜片、葱段及适量水，煮熟。再加入盐、味精调味即成。

（功效）祛风湿，行气血，解郁积，壮筋骨，补脾益胃。

（适用）中风偏瘫。

### 牛筋当归汤

（成分）牛蹄筋、当归各50克，葱段、生姜片、盐、味精各适量。

（制法）牛蹄筋剔除杂肉，同当归共置砂锅中。放入葱段、生姜片，倒入适量水，用小火炖煮。待牛蹄筋软烂后，拣出当归、葱段、生姜片，加入盐、味精调味即成。

（功效）养血活络，补肝强筋。

（适用）中风后遗症、风湿性关节炎引起的关节屈伸不利。

### 葛粉羹

（成分）葛根250克，荆芥穗50克，淡豆豉150克。

（制法）葛根捣成粉末，再制成面条。荆芥穗和淡豆豉用水煮六七沸，去渣取汁。将葛根粉面条放入药汁中，煮

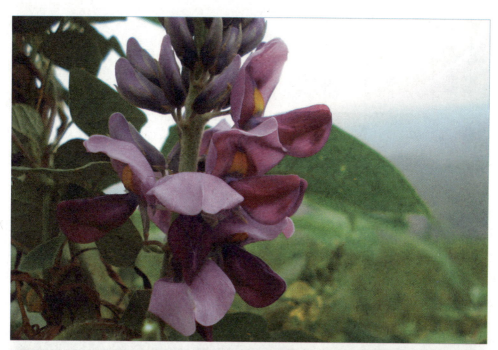

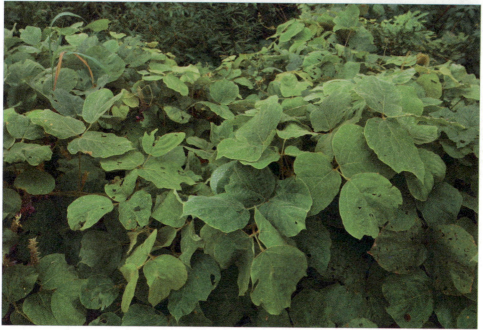

野葛

熟即成。

**功效** 祛风开窍。

**适用** 中风及中老年人脑血管硬化。

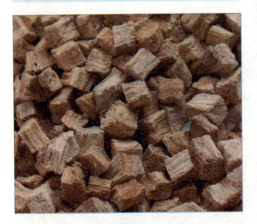

葛根

## 小米麻子粥

**成分** 小米150克，火麻仁、薄荷叶、荆芥穗各50克。

**制法** 小米淘净。火麻仁炒熟，去皮，研为细末。薄荷叶、荆芥穗放入砂锅内，水煎取汁。再往砂锅内倒入小米、火麻仁末，加水适量，煮熟即成。

**功效** 润肠。

**适用** 中风后的辅助治疗。

## 豆豉粥

**成分** 粳米100克，羊髓50克，生姜、淡豆豉各10克，荆芥、薄荷各6克，葱白4克，盐适量。

**制法** 生姜、淡豆豉、荆芥、葱白先加水煎，后下薄荷，去渣取汁。粳米、羊髓分别洗净。药汁、粳米和羊髓共置砂锅中，加水适量，煮熟。再加入盐调味即成。

**功效** 祛风，通络。

**适用** 中风引起的手足不遂、口眼㖞斜、言语塞涩、精神昏闷等症。

## 独活牛膝酒

**成分** 独活、牛膝、防风、制附子、肉桂各30克，火麻仁、花椒各50克，白酒1500毫升。

**制法** 火麻仁炒香，花椒炒出水分，与独活、牛膝、防风、制附子、肉桂一起捣碎，装入干净的玻璃瓶内。往瓶中倒入白酒，密封瓶口，3日后取饮。每日饭前及临睡时温饮1盅。

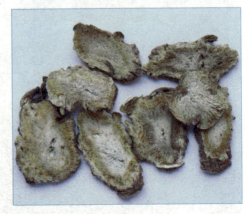

独活

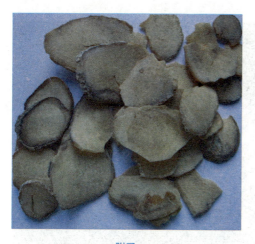

附子

**功效** 温经和血，除湿止痛。

**适用** 中风引起的偏瘫、骨节疼痛等症。

## 樱桃酒

**成分** 鲜樱桃200克，白酒500毫升。

**制法** 鲜樱桃洗净，晾干，除去果柄，放入干净的玻璃瓶中。将白酒倒入玻璃瓶内，密封瓶口，15～30日后取饮。每次饮30毫升，每日2次。

**功效** 益气，祛风湿。

**适用** 四肢麻木、瘫痪、风湿性关节炎引起的腰腿疼痛等症。

## 天麻鱼头

**成分** 鲤鱼1条（约1500克），天麻25克，川芎、茯苓各10克，葱段、生姜片、酱油、料酒、盐、味精、白糖、胡椒粉、香油、水淀粉、清汤各适量。

**制法** 鲤鱼宰杀，去鳞、鳃及内脏，洗净。川芎、茯苓分别切成大片，用第二次米泔水泡上。天麻放入泡过川芎、茯苓的米泔水中浸泡4～6小时后捞出，置米饭上蒸透，切片待用。天麻片、川芎片、茯苓片塞入鱼头和鱼腹内，鱼放入盘内，加入葱段、生姜片和适量水，上锅蒸30分钟至熟，拣出葱段、生姜片不用。另将酱油、料酒、盐、味精、白糖、胡椒粉、香油、清汤入锅，烧沸后用水淀粉勾芡，浇在鱼上即成。

**功效** 平肝熄风，定惊止痛，行气活血。

**适用** 中风引起的眼黑肢麻和虚火头痛、神经衰弱，以及高血压头昏等症。

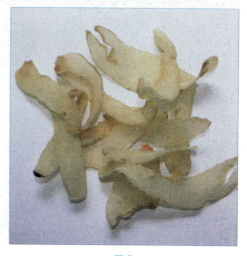

天麻

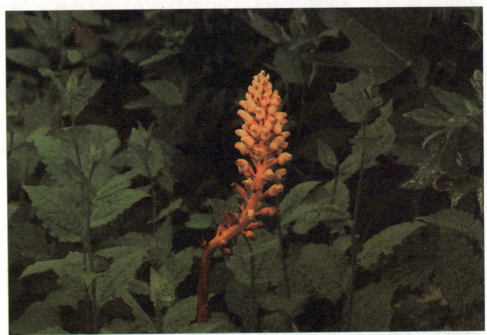

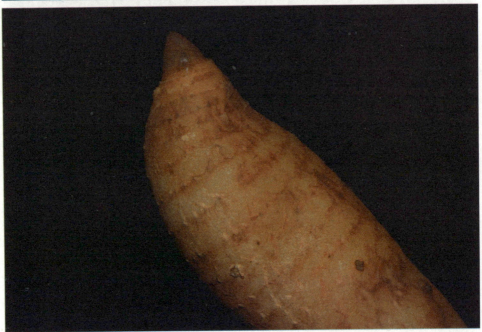

天麻

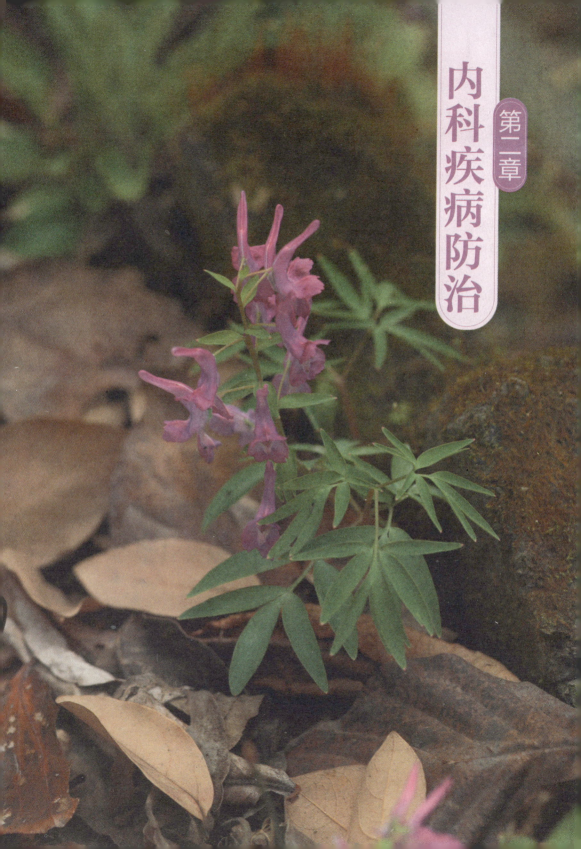

# 甲状腺肿

甲状腺肿指由于缺碘引起的代偿性甲状腺增生、肿大。有的甲状腺肿与地理环境中碘的丰度有关，故又称地方性甲状腺肿。地方性甲状腺肿一般仅见甲状腺肿大，没有甲状腺功能紊乱的表现。青春期青年或妊娠期妇女身体对甲状腺素的需要增多，可发生甲状腺轻度弥漫性肿大，日后可自行缩小。某些药物或先天性因素会妨碍甲状腺素的合成，也可诱发甲状腺肿大。

本病在中医学中属"瘿病""瘿气""瘿瘤"等范畴。

## 小方子精选

### 荸荠炖猪靥

**成分** 荸荠500克，猪靥（猪甲状腺）1副。

**制法** 荸荠洗净，去皮。猪靥洗净。上述2味共置锅中，加水炖熟即成。食肉喝汤，每日分2次食用。

**功效** 化痰散结。

**适用** 痰血瘀积型单纯性甲状腺肿。

### 海带紫菜燕窝汤

**成分** 豆腐250克，海带、紫菜、燕窝各25克，盐、生姜片、葱段各适量。

**制法** 豆腐洗净，切块。海带洗净，隔水蒸半小时，切丝。燕窝用沸水浸过，去毛。海带丝、紫菜、燕窝、盐、生姜片、葱段共置锅中，加水用大火煮沸，再改小火炖30分钟。最后放入豆腐块，煮三五沸即成。

**功效** 养肺阴，化痰止咳，壮腰膝。

**适用** 单纯性甲状腺肿。

### 昆布海藻煮黄豆

**成分** 黄豆150克，昆布、海藻各30克，盐适量。

**制法** 黄豆去杂质，洗净，用水泡发。昆布、海藻用水泡发，洗净，切段。上述3味共置砂锅中，加水适量，用小火炖至黄豆烂熟。再加入盐调味即成。

**功效** 清热，降压。

**适用** 甲状腺肿，慢性颈淋巴结炎，高血压属阴虚有热者。

### 紫菜瘦肉汤

**成分** 猪瘦肉100克，紫菜15克，香油、盐、味精各适量。

**制法** 猪瘦肉洗净，切片或切丝。紫菜洗净。猪瘦肉入锅，加水煮汤，待肉熟后放入紫菜，继续煮至软烂。再加入香油、盐、味精调味即成。

**功效** 软坚，清热，化痰。

适用 甲状腺肿、颈淋巴结结核、淋证、水肿、慢性支气管炎等。

## 紫菜萝卜汤

成分 紫菜15克，白萝卜250克，陈皮3克，盐、味精各少许。

制法 紫菜洗净。白萝卜洗净，切成厚片。紫菜、白萝卜片和陈皮共置砂锅中，加水适量，用大火炖煮1小时。再加入盐、味精调味即成。

功效 清热解毒，行气软坚。

适用 甲状腺肿及颈淋巴结结核等。

## 绿豆海带粥

成分 粳米、海带各30克，陈皮6克，绿豆、红糖各60克。

制法 海带用水泡软，洗净，切丝。粳米、绿豆分别洗净。粳米、海带、陈皮和绿豆共置砂锅中，加水，用小火煮至绿豆开花。再加入红糖稍煮即成。

功效 清热解毒，消肿软坚。

适用 甲状腺肿、青春期甲状腺功能亢进症等。

## 荔枝杏仁茶

成分 干荔枝50克，杏仁10克，茶叶3克，白糖适量。

制法 干荔枝、杏仁、茶叶共置砂锅中，加水适量，煎煮20分钟，去渣取汁。再放入白糖，搅匀即成。

功效 理气化痰，清散痰结。

适用 甲状腺肿、甲状腺腺瘤等。

## 紫明茶

成分 紫菜30克，决明子25克。

制法 紫菜、决明子分别洗净。紫菜、决明子放入砂锅中，加水煎煮20分钟，取汁，代茶饮用。

功效 化痰散结，清热利水。

适用 甲状腺肿、水肿、慢性支气管炎、咳嗽、高血压、咽炎等。

# 甲状腺功能亢进症

甲状腺功能亢进症简称"甲亢"，是一组由多种病因引起的甲状腺激素分泌过多所致的常见内分泌疾病。临床表现为神经兴奋性增高、甲状腺肿大、不同程度的眼球突出等。女性发病比男性多，尤以20～45岁的中青年女性常见。老年人甲状腺功能亢进症大多因结节性毒性甲状腺肿引起，发病较隐蔽，易被误诊。

本病在中医学中属"肝火""瘿病""瘿气"等范畴。

## 小方子精选

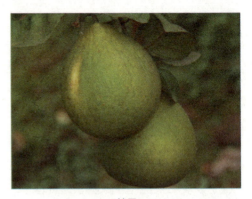
柚子

### 蚝豉甲鱼汤

**成分** 蚝豉100克，甲鱼肉50克，柏子仁、昆布、酸枣仁、白芍各25克，大枣10个，盐、味精各适量。

**制法** 昆布洗净。酸枣仁捣碎。大枣洗净，去核。蚝豉、甲鱼肉、柏子仁、昆布、酸枣仁、白芍、大枣共置锅中，加水煮汤。再加入盐、味精调味即成。饮汤食肉。

**功效** 滋阴潜阳，敛汗镇静。

**适用** 甲状腺功能亢进症、心悸、失眠、手颤等。

### 柚子炖鸡

**成分** 仔鸡1只，柚子1个，生姜片、葱段、料酒、盐各适量。

**制法** 仔鸡宰杀，去毛、内脏，洗净。柚子去皮、取肉。柚子肉塞入鸡腹中，鸡放在蒸盆内，加入生姜片、葱段、料酒、盐和适量水，入锅隔水蒸熟即成。

**功效** 滋阴益气，补精化痰。

**适用** 甲状腺功能亢进症引起的颈部肿大、饮食减少、神疲乏力、头晕耳鸣、腰膝酸软、胸闷多痰等症。

### 凉拌蜇皮芹菜

**成分** 芹菜500克，水发海蜇皮150克，虾仁30克，盐、味精、白糖各适量。

**制法** 芹菜择去叶，切丝，用沸水焯一下，沥水。水发海蜇皮切丝。虾仁用水泡发、煮熟。芹菜丝、海蜇皮丝和虾仁放入盘中，加入盐、味精、白糖，拌匀即成。

**功效** 平肝解毒，化痰软坚。

**适用** 甲状腺功能亢进症引起的颈部肿大、眼球突出、畏光、怕热、多汗、烦躁易怒、多食易饥、舌及手指颤抖、头晕目赤、口干、心悸等症。

### 川参粥

**成分** 薏苡仁30克，冬瓜60克，川贝母、丹参、昆布各15克，红糖适量。

**制法** 薏苡仁洗净，用水浸泡4小时。冬瓜去皮，切丁。川贝母、丹参水煎取汁。薏苡仁、冬瓜丁、昆布和药汁共置锅中，加水适量，煮熟。再加入红糖调味即成。

（功效）健脾利湿，化痰散结。

（适用）痰湿凝结引起的甲状腺功能亢进症。

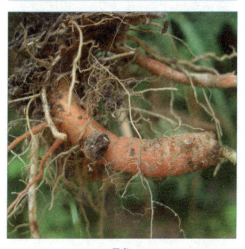

丹参

## 花生鸡蛋煲枸枣

（成分）枸杞子30克，南枣10克（去核），鸡蛋2个，花生仁适量。

（制法）枸杞子、南枣、花生仁分别洗净，枸杞子、南枣用水浸泡一下。上述3味共置砂锅中，加水适量，先用大火煮沸，再改小火炖1小时。再打入鸡蛋，煮成荷包蛋。饮汤食蛋。

（功效）滋阴补血，益脾胃，补肝肾。

（适用）甲状腺功能亢进症引起的心悸、气促、失眠、多梦、出汗、易饥

喜饮、大便秘结、眼球突出、颈部肿大、形体消瘦等症。

## 番茄西瓜汁

（成分）番茄250克，西瓜300克。

（制法）番茄洗净，用沸水烫后剥皮，榨汁，倒入杯中。西瓜挖取瓤后榨汁，倒入杯中。将两汁混合搅匀即成。

（功效）益胃生津，利湿清热。

（适用）甲状腺功能亢进症引起的口干、喜凉饮冷、怕热多汗、多食易饥、颈部肿大、舌及手指颤抖等症。

## 五味粥

（成分）大麦米50克，酸枣仁、五味子、麦冬各10克，鲜莲子、龙眼肉各20克，白糖适量。

（制法）酸枣仁、五味子捣碎，与麦冬水煎取浓汁。鲜莲子去心，加水煮熟。大麦米洗净，加水煮。大麦米将熟时倒入药汁，放入莲子、龙眼肉，煮熟即成。吃时加白糖调味。

（功效）滋阴养心。

（适用）心阴亏损型甲状腺功能亢进症。

## 龙眼益心膏

（成分）龙眼肉150克，当归100克，远志、天冬各50克，五味子、桑椹各30克，黑芝麻20克，大枣20个，蜂蜜

适量。

**制法** 除黑芝麻、蜂蜜外，所有药材共置砂锅中，水煎3次，每次3分钟，混合三煎汁，以小火收成黏稠膏状。放入膏1倍量的蜂蜜，撒入黑芝麻，再煮熟，冷却后储存备食。每次1匙，用热水冲服，每日2次。

**功效** 滋阴，补心，安神。

**适用** 辅助治疗甲状腺功能亢进症。

## 支气管炎

支气管炎是气管、支气管黏膜及其周围组织发生的非特异性炎症。发病主要与病毒和细菌的反复感染、大气污染、吸烟等因素有关。冬、春季为高发期，婴幼儿、老年人或体质较弱者易反复发作。

支气管炎一般分为急性、慢性两类。急性支气管炎往往先有上呼吸道感染的症状，如鼻塞、流涕、咽痛、声音嘶哑等，后发展为咳嗽、咳痰，治疗不及时可转为肺炎；慢性支气管炎通常表现为咳、喘、炎、痰四大症状，患者往往每年至少咳嗽、咳痰3个月，秋、冬季病情加重。

本病在中医学中属"咳嗽""痰饮""喘证"等范畴。

## 小方子精选

### 百合糖柚

**成分** 柚子500克，百合120克，白糖250克。

**制法** 柚子洗净，除去肉瓣，留皮。柚子皮、百合共置锅中，加白糖、适量水煎2～3小时，去渣即成。

**功效** 消痰下气，止咳平喘。

**适用** 慢性支气管炎，肺气肿。

### 杏仁猪肺汤

**成分** 猪肺1个，甜杏仁50克，盐、味精各适量。

**制法** 猪肺洗净，切成小块，加水煮沸，捞出。甜杏仁洗净，与猪肺共置砂锅中，加水适量，先用大火煮沸，再改小火煲2小时。最后放入盐、味精调味，稍煮即成。

**功效** 止咳化痰，生津止渴。

**适用** 老年人慢性支气管炎。

### 人参蛤蚧淮山粥

**成分** 粳米100克，人参10克，蛤蚧2只，淮山药30克。

**制法** 粳米淘净。人参洗净，切片。粳米、人参、蛤蚧、淮山药共置锅中，加水适量，以小火煮熟即成。

**功效** 益气健脾，止咳平喘。

**适用** 支气管炎引起的咳嗽气短、食欲不振等症。

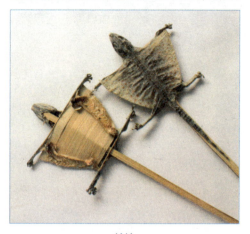

蛤蚧

### 甜杏鲫鱼汤

**成分** 鲫鱼1条，甜杏仁9克，红糖适量。

**制法** 鲤鱼宰杀，去鳃、鳞及内脏。甜杏仁洗净。鲤鱼、甜杏仁和红糖共置砂锅中，加水适量，煮至鱼肉熟即成。

**功效** 益气健脾，理肺活络。

**适用** 老年人慢性支气管炎。

### 冬瓜山药苡仁粥

**成分** 粳米、冬瓜、山药各100克，薏苡仁50克。

**制法** 粳米淘净。薏苡仁洗净，用水浸泡4小时。冬瓜洗净，切碎。粳米、冬瓜碎、山药、薏苡仁共置砂锅中，加水煮熟即成。

**功效** 清肺，止咳化痰。

**适用** 小儿支气管炎引起的咳嗽痰多、痰色白而稀、胸闷、食欲不振、神乏困倦等症。

### 玉兰花瘦肉汤

**成分** 猪瘦肉150克，干玉兰花10克（或鲜品30克），盐适量。

**制法** 猪瘦肉洗净，切块。猪瘦肉块、玉兰花共置汤锅中，加水适量，煮至猪瘦肉熟。拣出玉兰花，加入盐调味即成。

**功效** 滋阴，止咳，化浊。

**适用** 小儿支气管炎。

### 三七玄香鸡

**成分** 醋延胡索15克，制乳香6克，三七粉3克，鸡肉、盐、料酒、葱、姜各适量。

**制法** 将醋延胡索、制乳香共置砂锅中，水煎30分钟，去渣取汁。鸡肉洗净，放入洗干净的砂锅内，加盐、料酒、葱、姜共煮至鸡肉熟。再倒入药汁、三七粉，略煮即成。

**功效** 活血化瘀、消炎。

**适用** 慢性支气管炎。

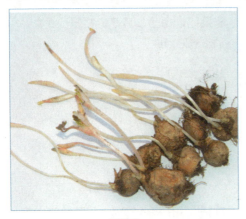
延胡索

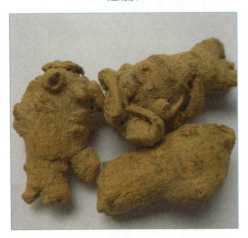
三七

嗽无力、喉中痰鸣、面色苍白无华、精神倦怠、动则汗出等症。

## 黑豆炖鳗鱼

**成分** 鳗鱼1条（约200克），黑豆50克，盐适量。

**制法** 鳗鱼宰杀，去内脏，切成小段，放入炖盅内。加入黑豆及适量水，入锅隔水炖至鱼、豆烂熟。再加入盐调味即成。

**功效** 补虚益肾。

**适用** 小儿支气管炎引起的久咳不愈。

## 羊肉当归煲

**成分** 羊肉100克，当归10克，山药30克，生姜丝、盐、味精各适量。

**制法** 羊肉洗净，切片。当归、山药水煎30分钟，去渣取汁。羊肉片与药汁、生姜丝共置汤锅中，煮至羊肉片熟。再加入盐、味精调味即成。

**功效** 温化痰饮。

**适用** 老年人慢性支气管炎，症见口淡不渴、咳嗽、痰稀白、气促、腰膝酸软等。

## 罗汉果猪肺煲

**成分** 猪肺250克，罗汉果3个，盐适量。

## 百合猪肺汤

**成分** 猪肺250克，百合30克，党参10克，杏仁6克，盐适量。

**制法** 猪肺洗净，切成小块。猪肺、百合、党参、杏仁共置锅中，加适量水炖熟。再加入盐调味即成。

**功效** 润肺止咳，健脾和中。

**适用** 小儿支气管炎引起的低热、咳

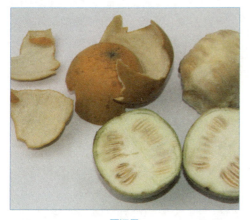

罗汉果

30克，天冬、麦冬各12克，蜂蜜15毫升。

**制法** 百合、玉竹、天冬、麦冬水煎取汁。粳米淘净，与药汁共置砂锅中，加水适量，煮熟，离火。待粥稍温，放入蜂蜜即成。

**功效** 润燥滋阴，止咳平喘。

**适用** 肺肾阴虚型慢性支气管炎：症见口干津伤、皮肤粗糙干燥等。

**制法** 猪肺洗净，切成小块。猪肺块与罗汉果共置砂锅中，加水煲至汤熟。再加入盐调味即成。

**功效** 滋补肺阴，清利咽喉。

**适用** 支气管炎、小儿久咳、肺肾阴虚之喉炎等。

## 四仁鸡子粥

**成分** 白果仁、甜杏仁、核桃仁、花生仁、粳米各适量，鸡蛋若干个。

**制法** 白果仁、甜杏仁、核桃仁、花生仁按1∶1∶2∶2的比例研碎，混匀。每日清晨取20克果仁碎，加鸡蛋1个，与粳米同煮后食。

**功效** 补肾润肺，纳气平喘。

**适用** 慢性支气管炎，哮喘。

## 百玉二冬粥

**成分** 粳米100克，百合、玉竹各

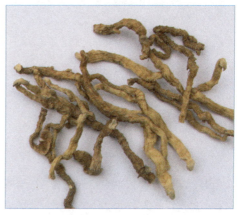

玉竹

## 紫河车汤

**成分** 紫河车1个，山药30克，补骨脂15克，大枣5个，料酒、生姜片各适量。

**制法** 紫河车用沸水略煮，冷水洗后切条，放入砂锅中，加入料酒、生姜片，煮透。再加适量水、山药、补骨脂、大枣共煮至熟透，调味即成。

**功效** 温化寒饮。

**适用** 老年人慢性支气管炎伴咳嗽多痰、痰质稀白、口淡无味、面色萎黄等症。

## 银耳雪梨膏

**成分** 雪梨1个，银耳10克，冰糖15克。

**制法** 雪梨去皮、核，切成小块。银耳用温水泡发。雪梨块、银耳共置砂锅中，加水煮至汤稠。再放入冰糖，稍煮即成。

**功效** 养阴清热，润肺止咳。

**适用** 小儿支气管炎引起的低热缠绵或潮热盗汗、面色潮红、干咳无痰等症。

## 白果烧鸡

**成分** 雏母鸡1只（约1250克），白果仁100克，葱段、生姜片各25克，清汤750毫升，盐、酱油、料酒、水淀粉、味精、大料、植物油各适量。

**制法** 雏母鸡宰杀，去毛、爪及内脏，洗净，将鸡肉剁成长方块，用少许酱油腌渍一下。白果仁用刀拍碎，去皮。炒锅内放植物油烧热，加入鸡肉块炸至金黄色，捞出沥油；再将碎白果仁放入油锅中炸透，捞出。炒锅内留底油烧热，放入葱段、生姜片煸香，倒入清汤，依次放料酒、盐、味精、酱油、大料、炸好的鸡肉块和碎白果仁，转小火焖至鸡肉熟。再改大火，用水淀粉勾芡即成。

**功效** 补气养血，平喘止咳。

**适用** 老年人慢性支气管炎、肺气肿，以及妇女带下病等。

## 灯心草川贝粥

**成分** 粳米100克，鲜灯心草90克（或干品45克），川贝母9克，竹茹12克，冰糖15克。

**制法** 灯心草、川贝母、竹茹水煎取汁。粳米淘净，与药汁共置砂锅中，加水适量，煮熟。再加入冰糖调味，稍煮即成。

**功效** 清热润肺，止咳化痰。

**适用** 痰热型慢性支气管炎。

## 剑花猪肺汤

**成分** 猪肺80克，剑花15克，蜜枣1个，盐适量。

**制法** 猪肺洗净，切块。剑花用水泡软，切段。猪肺块、剑花段及蜜枣共置砂锅中，加水适量，先用大火煮沸，再改小火煲2小时。最后加入盐调味即成。

**功效** 清肺润燥，止咳化痰。

**适用** 肺燥型咳嗽，支气管炎，肺

结核。

## 黄芪猪肺粥

**成分** 猪肺、粳米各100克，黄芪30克，葱、姜、盐、味精各适量。

**制法** 猪肺洗净，加水煮至七成熟，捞出，切丁。粳米淘净。黄芪水煎取汁。上述3味共置砂锅中，加水适量，煮熟。再放入葱、姜、盐、味精，稍煮即成。

**功效** 补虚损，益肺气。

**适用** 肺气虚型慢性支气管炎。

## 紫苏叶杏仁粥

**成分** 粳米50克，紫苏叶、杏仁各9克，陈皮6克。

**制法** 紫苏叶、杏仁和陈皮水煎取汁。粳米淘净，与药汁共置砂锅中，加水适量，煮熟即成。

**功效** 解表散寒，和胃，理气止咳。

**适用** 风寒型急性支气管炎。

# 高血压

高血压是最常见、多发的心血管疾病，以体循环动脉血压升高为特征。非同一日3次测量，收缩压≥18.7千帕和（或）舒张压≥12千

帕，即可诊断为高血压。

高血压分为原发性高血压和继发性高血压。原发性高血压较多见，多与遗传、日常饮食、肥胖、工作紧张等因素有关；继发性高血压多由泌尿系统、内分泌系统、颅脑等出现疾病引发。

高血压可引起严重的心、脑、肾并发症，是脑卒中、冠心病的主要诱因。

本病在中医学中属"头痛""眩晕"等范畴。

## 小方子精选

## 荸荠海带玉米须饮

**成分** 荸荠10个，海带、玉米须各15克。

**制法** 荸荠洗净，去皮，切片。海带、玉米须分别洗净。上述3味共置砂锅中，加水适量，煮熟即成。

**功效** 利尿，降压。

**适用** 原发性高血压。

## 杜仲炖猪腰

**成分** 猪腰1个，杜仲20克，葱段、生姜片、盐各适量。

**制法** 猪腰洗净，去臊腺，切片，用沸水焯，捞出后洗去浮沫。杜仲水煎，

取浓汁1碗。猪腰片、杜仲煎汁、葱段、生姜片共置砂锅中，加水适量，沸煮至猪腰熟。再加入盐调味即成。

**功效** 补肝肾，降血压。

**适用** 腰膝酸软，高血压。

## 天麻杜仲炖瘦肉

**成分** 猪瘦肉50克，天麻10克，杜仲20克，盐适量。

**制法** 猪瘦肉洗净，切块。天麻、杜仲分别洗净，泡软。上述3味共置炖盅内，加水适量，隔水炖90分钟。加入盐调味，再用小火炖5分钟即成。饮汤食肉。

**功效** 平肝熄风，补肾。

**适用** 高血压引起的头晕、头涨、腰膝酸软无力、四肢麻木等症。

## 香菇烧菜花

**成分** 菜花250克，小香菇15克，鸡汤200毫升，葱末、姜末、盐、味精、水淀粉、鸡油、植物油各适量。

**制法** 菜花洗净，掰成小朵，用沸水焯熟，捞出过凉水。小香菇洗净。炒锅内放植物油烧热，放入葱末、姜末煸香，再放入鸡汤、盐、味精，烧沸后捞出葱末、姜末不用。最后放入菜花、小香菇，用微火烧入味，淋入水淀粉、鸡油，翻炒即成。

**功效** 健脾开胃，降脂降压。

**适用** 高血压，高脂血症，动脉粥样硬化。

## 冰糖炖海参

**成分** 海参30克，冰糖20克。

**制法** 海参洗净。海参、冰糖共置炖盅内，加水适量，以小火炖熟即成。

**功效** 滋阴补阳。

**适用** 高血压引起的食欲不振、头晕目眩、心慌心悸、夜间多尿、肢冷无力等症。

## 天麻炖鸡蛋

**成分** 天麻10克，熟鸡蛋1个（去壳）。

**制法** 天麻洗净，加适量水浸泡，用小火炖40分钟。放入熟鸡蛋，炖至鸡蛋入味即成。饮汤食蛋。

**功效** 补血，熄风。

**适用** 高血压、肝血不足或肝风内动引起的眩晕、眼花等症。

## 何首乌大枣粥

**成分** 粳米100克，何首乌60克，大枣3~5个，冰糖适量。

**制法** 何首乌水煎取汁。粳米淘净。大枣洗净。粳米、何首乌煎汁、大枣共置砂锅中，加适量水煮熟。再放入冰糖，稍煮即成。

**功效** 补肝肾，益精血，乌发，降血压。

**适用** 原发性高血压。

## 芹菜粥

**成分** 芹菜（连根）、粳米各100克，盐适量。

**制法** 芹菜洗净，切段。粳米淘净。芹菜段与粳米共置锅中，加水适量，煮熟。再加入盐调味即成。

**功效** 清热平肝，醒脑降压。

**适用** 肝阳上亢、阴虚阳亢型高血压。

## 海带绿豆粥

**成分** 粳米100克，海带50克，绿豆60克，白糖适量。

**制法** 粳米淘净。海带用水浸泡，洗净，切碎。绿豆洗净，用水浸泡。上述3味共置锅中，加适量水煮熟。再加入白糖调味即成。

**功效** 软坚化痰，利水降压。

**适用** 热证型高血压引起的痰多、胸闷、头晕等症。

## 海蜇淡菜牛膝汤

**成分** 海蜇250克，淡菜、牛膝各50克。

**制法** 海蜇、淡菜分别洗净。海蜇、淡菜与牛膝共置砂锅中，加水适量，煮熟即成。

**功效** 利尿降压。

**适用** 原发性高血压。

## 天麻猪脑粥

**成分** 猪脑1个，粳米250克，天麻10克。

**制法** 猪脑、天麻分别洗净。粳米淘净。上述3味共置砂锅中，加水适量，煮熟即成。

**功效** 填精益脑，平肝熄风。

**适用** 原发性高血压、神经衰弱、失眠等。

## 天麻焖鸡块

**成分** 嫩母鸡1只（约1500克），天麻15克，水发香菇50克，鸡汤500毫升，料酒、盐、水淀粉、葱末、姜末、味精、白糖、鸡油、植物油各适量。

**制法** 天麻洗净，切成薄片，放小碗内，上屉蒸10分钟至熟。嫩母鸡去骨，切成3厘米见方的块，用油稍微炸一下。水发香菇洗净，分成两半。炒锅内放植物油烧热，放入葱末、姜末煸香，加入鸡汤、料酒、盐、味精、白糖、鸡块、香菇，用小火焖40分钟。再加入天麻片焖烧5分钟，用水淀粉勾芡，淋入鸡油即成。

**功效** 平肝熄风，养血安神。

**适用** 高血压引起的眩晕头痛、神经性偏头痛、肢体麻木等症。

## 海蜇荸荠汤

**成分** 鲜海蜇皮50克，荸荠100克。

**制法** 鲜海蜇皮洗净，切碎。荸荠去皮，洗净，切片。上述2味共置砂锅中，加水适量，煮熟即成。

**功效** 养阴清热。

**适用** 阴虚阳亢型高血压。

## 健脾茯苓糕

**成分** 粳米粉450克，茯苓50克，发酵粉4克，碱水2毫升。

**制法** 茯苓烘干，打成粉。粳米粉加水揉成面团，加入发酵粉发酵，揉好后加入碱水。再将茯苓粉揉入面团中，制成方形糕坯。糕坯入蒸笼，用大火蒸7分钟，取出即食。

**功效** 健脾渗湿，宁心安神。

**适用** 脾虚型高血压、高血脂、冠心病、脑血管等。

## 菊花石决明粥

**成分** 粳米100克，菊花20克，石决明30克，盐适量。

**制法** 粳米淘净。石决明入锅炒香，放凉。炒石决明、菊花水煎取汁。粳米与药汁共置砂锅中，加水适量，煮熟。再加入盐调味，稍煮即成。

**功效** 清肝明目，降血压。

**适用** 肝火旺盛型高血压引起的头晕头痛、烦躁失眠、口苦等症。

## 菊花粥

**成分** 粳米100克，鲜菊花适量。

**制法** 鲜菊花去蒂，蒸后晒干或阴干，磨成细末15克。粳米入锅，加水煮至半熟。撒入菊花末，用小火煮熟即成。

**功效** 清肝明目，疏风降压。

**适用** 原发性高血压。

## 香油拌菠菜芹菜

**成分** 菠菜、芹菜各320克，生抽、盐、醋、香油各适量。

**制法** 菠菜和芹菜分别去根、叶，洗净，切段，入沸水中焯熟，捞起沥水，装盘。炒锅内放香油烧热，浇入盘中。再加入生抽、盐、醋即成。

**功效** 养肝清热，润肠通便。

**适用** 原发性高血压，便秘。

## 葛根玉米粥

**成分** 葛根40克，嫩玉米1个，粳米100克。

**制法** 葛根、嫩玉米分别洗净。粳米淘净。上述3味共置锅中，加水适量，煮熟即成。

**功效** 扩张血管，降低血压。

**适用** 高血压引起的头痛、烦躁等。

# 低血压

低血压指体循环动脉压力低于正常的状态。一般认为，成年人上肢动脉血压低于12/8千帕，或收缩压较原先降低5.3千帕的状态即为低血压。低血压可由多种原因（如急性失血、久病体虚引起的贫血、营养不良、精神刺激等）引起。其临床表现为头晕、乏力、面色苍白、视物模糊、昏厥等。

本病在中医学中属"眩晕""心悸"范畴。

## 小方子精选

## 当归生姜羊肉煲

**成分** 羊肉片500克，当归片5～10克，生姜末30克，盐、冰糖各适量。

**制法** 羊肉片、当归片、生姜末共置

砂锅中，加水适量，炖至羊肉熟。再加入盐、冰糖调味即成。

**功效** 温中补血，强壮身体。

**适用** 低血压。

## 补中益气汤

**成分** 白鸽1只，黄芪、党参各30克，山药50克，大枣10个。

**制法** 白鸽宰杀，去毛、内脏，洗净。白鸽、黄芪、党参、山药、大枣共置砂锅中，加水适量，煮至鸽肉烂熟即成。

**功效** 补中益气。

**适用** 低血压引起的头晕、气短、心悸、乏力等症。

## 枸杞大枣鸡蛋汤

**成分** 枸杞子15克，大枣10个，鸡蛋2个。

**制法** 枸杞子、大枣分别洗净，共置砂锅中，加水沸煮30分钟。打入鸡蛋，煮至蛋熟即成。

**功效** 调补气血，增强体质。

**适用** 气血两亏型低血压。

## 牛肉汤

**成分** 牛肉250克，生姜片、葱段、盐、胡椒粉各适量。

**制法** 牛肉洗净，剁碎，入锅，加入生姜片、葱段及适量水，煮至牛肉熟。再加入盐、胡椒粉调味，稍煮即成。

**功效** 养血升压。

**适用** 低血压。

## 健脾益气粥

**成分** 粳米100克，太子参、山药各30克，薏苡仁20克，莲子15克，大枣10个。

**制法** 粳米淘净。太子参、山药、薏苡仁、莲子、大枣用水浸泡。上述6味共置砂锅中，加水适量，煮熟即成。

**功效** 健脾益气。

**适用** 低血压引起的头晕、乏力、少

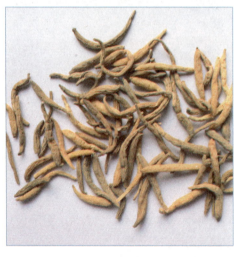

太子参

气懒言等症。

## 黄芪天麻炖鸡

**成分** 嫩母鸡1只，黄芪30克，天麻15克，陈皮10克，黄酒10毫升，葱段、生姜片、盐、胡椒粉各适量。

**制法** 嫩母鸡宰杀，去毛、内脏，洗净。黄芪、天麻分别切片，塞入鸡腹中。鸡放入砂锅中，加入陈皮、黄酒、葱段、生姜片、盐及适量水，上盖，以小火炖至鸡肉烂熟。再加入胡椒粉调味即成。

**功效** 益气补虚，回升血压。

**适用** 低血压。

## 鹌鹑蛋海参汤

**成分** 海参100克，鹌鹑蛋10个，盐、酱油、白糖各适量。

**制法** 海参用水泡发，切片，入沸水焯过。鹌鹑蛋煮熟，去壳。汤锅中加水烧热，放入海参片、鹌鹑蛋、盐、酱油、白糖，煮沸即成。

**功效** 升血压，美容。

**适用** 低血压。

## 鳝鱼升压汤

**成分** 鳝鱼1条，猪瘦肉100克，黄芪50克。

**制法** 鳝鱼宰杀，去内脏，洗净，切

段。猪瘦肉洗净，切块。鳝鱼段、猪瘦肉块和黄芪共置砂锅中，加水适量，煮至鳝鱼肉、猪瘦肉熟，去除药渣即食。

（功效）补气养血，温阳健脾，滋补肝肾。

（适用）气血虚弱型低血压引起的体倦乏力、心悸气短、头昏眼花等症。

### 蹄筋鸡脯茸

（成分）猪蹄筋100克，鸡脯肉200克，鸡蛋2个（取蛋清），料酒、盐、淀粉、鲜汤、植物油各适量。

（制法）猪蹄筋洗净，切段，用沸水焯一下，捞出。鸡脯肉洗净，剁成泥，加蛋清、料酒、盐、淀粉拌匀上浆。炒锅内放植物油烧热，放入猪蹄筋煸，加入盐及鲜汤，再将上浆后的鸡脯肉泥慢慢倒入，烧至肉熟即成。

（功效）补虚损，益气血，强筋壮骨。

（适用）低血压。

### 瘦肉人参汤

（成分）人参15克，猪瘦肉250克。

（制法）人参洗净，切片。猪瘦肉洗净，切成小块。人参片、猪瘦肉块共置砂锅中，炖至肉熟即成。

（功效）益气养血，升血压。

（适用）低血压。

# 高脂血症

高脂血症是由于机体脂肪代谢异常，导致血浆中的一种或多种脂质成分的浓度高于正常值的病症。饮食不科学、肥胖等因素均可引起血脂升高。当血脂维持较高水平时，会出现头晕、视物模糊、胸闷、肢体麻木、肝区疼痛等症状。高脂血症潜在的威胁极大，常导致动脉粥样硬化、冠心病、糖尿病、脑血管意外、顽固性高血压、脂肪肝等疾病。

本病在中医学中属"痰浊""膏浊""瘀血"等范畴。

## 小方子精选

### 香菇烧豆腐

（成分）豆腐400克，水发香菇、笋片各50克，熟油菜叶100克，料酒、盐、味精、酱油、白糖、葱丝、水淀粉、鲜汤、植物油各适量。

（制法）豆腐洗净，切成小方块，用沸水焯一下，捞出。水发香菇去杂质，洗净，分成两半。炒锅内放植物油烧热，加入酱油、葱丝煸香，倒入一勺鲜汤，放入水发香菇、笋片、熟油菜叶，再加入料酒、盐、白糖、豆腐块、鲜汤，烧沸。最后放入味精，以水淀粉勾芡即成。

功效 清热解毒，降脂降压。

适用 高脂血症，高血压。

## 三七首乌粥

成分 粳米100克，三七5克，何首乌30~60克，大枣2个，白糖适量。

制法 三七、何首乌共置砂锅中，水煎取汁。粳米淘净，与大枣、白糖共置砂锅中，加水煮成稀粥。再倒入药汁搅匀，用小火煮至粥黏稠，离火，闷5分钟即食。

功效 强心，降脂，降血压。

适用 高脂血症。

## 玉米粉粥

成分 粳米、玉米粉适量。

制法 粳米淘净，加水适量，煮至将熟。玉米粉放入碗内，加少许凉水调成糊，倒入粳米锅中，煮熟即成。

功效 降血脂，软化血管。

适用 高脂血症，肥胖症。

## 灵芝烧猪蹄

成分 猪蹄1个，灵芝15克，料酒、盐、味精、葱段、生姜片、植物油各适量。

制法 猪蹄去毛，洗净，用沸水焯一下，捞出后洗净。灵芝洗净，切片。炒锅内放植物油烧热，加入葱段、生姜片煸香，放入猪蹄、灵芝片、料酒、盐、味精及适量水，煮熟即成。

功效 降脂，扩张动脉血管。

适用 高脂血症，冠心病。

## 山楂雪梨羹

成分 鲜山楂30克，雪梨1个。

制法 鲜山楂洗净，去核。雪梨洗净，去核，切块。山楂、雪梨块共置锅中，加水适量，先用大火烧沸，再改小火煮30分钟。用饭勺将山楂、雪梨捣压成糊状，搅匀即成。

功效 养阴生津，降血脂。

适用 高脂血症。

## 首乌黑豆鸡汤

成分 乌鸡1只，黑豆50克，何首乌15克，大枣10个，黄酒、葱段、生姜片、盐、味精各适量。

制法 乌鸡宰杀，去毛、内脏，洗净。黑豆、何首乌、大枣分别用水洗净，塞入鸡腹内。将鸡放入炖盅内，加入黄酒、葱段、生姜片、盐及适量水，用小火煨至鸡肉熟。再加入味精调味即成。

功效 滋阴血，补肝肾，降血脂。

适用 高脂血症，冠心病。

## 仙人粥

**成分** 粳米100克，制何首乌50克，大枣3~5个，红糖适量。

**制法** 制何首乌水煎取汁。粳米淘净。大枣洗净。粳米、何首乌煎汁和大枣共置砂锅中，加适量水煮。将熟时放入红糖，煮熟即成。

**功效** 滋补肝肾，消脂降压。

**适用** 肝肾亏损型高脂血症。

## 冬瓜粥

**成分** 冬瓜100克（带皮），粳米30克。

**制法** 冬瓜洗净，切成小块。粳米淘净，放入锅中，加水煮沸，放入冬瓜块煮熟即成。

**功效** 健脾利湿，降脂减肥。

**适用** 高脂血症、肥胖症、水肿等。

## 海带苡仁蛋汤

**成分** 海带、薏苡仁各30克，鸡蛋3个，盐、味精、植物油各适量。

**制法** 海带洗净，切丝。薏苡仁洗净。鸡蛋打成蛋液。将海带、薏苡仁共置高压锅中，加水炖熟，连汤备用。炒锅内放植物油烧热，倒入鸡蛋液炒熟，再倒入海带薏苡仁汤，烧沸后加入盐、味精调味即成。

**功效** 活血除湿，降脂散结。

**适用** 高脂血症。

## 鹌鹑蛋木耳粥

**成分** 粳米100克，鹌鹑蛋150克，黑木耳15克，芹菜60克，葱末、姜丝、盐、味精各适量。

**制法** 粳米淘净。黑木耳用温水泡发，去杂质，洗净，撕成小朵。芹菜洗净，切成碎末。粳米入锅，煮至八成熟时加入黑木耳、芹菜末、葱末、姜丝、盐，煮熟。再打入鹌鹑蛋，加入味精，煮至蛋熟即成。

**功效** 补气活血，平肝清热。

**适用** 高脂血症，高血压，冠心病。

## 决明子茶

**成分** 决明子、绿茶各3克。

**制法** 决明子用小火炒香，晾凉。将决明子、绿茶共置杯中，冲入沸水，浸泡3~5分钟后饮用。

**功效** 清热平肝，降脂降压，润肠通便，明目益睛。

**适用** 高脂血症、高血压、便秘等。

## 山楂荷泽茶

**成分** 山楂15克，荷叶12克，泽泻10克。

**制法** 山楂、荷叶、泽泻分别切条。上述3味共置砂锅中，加水适量，水煎，代茶饮用。

**功效** 消脂，降血压。

**适用** 高脂血症、肥胖症、高血压、动脉粥样硬化等。

## 双耳炒豆腐

**成分** 豆腐500克，黑木耳、银耳各15克，鲜肉汤、香菜末、胡椒粉、盐、味精、植物油各适量。

**制法** 黑木耳、银耳分别用水泡发，洗净。豆腐洗净，切成2厘米见方的小块。炒锅内放植物油烧热，放入豆腐块炸至金黄色，捞出沥油。炒锅内留底油少许，放入豆腐块、黑木耳、银耳、鲜肉汤、香菜末、胡椒粉、盐、味精，煮熟即成。

**功效** 滋补气血，降血脂，降血压。

**适用** 高脂血症，高血压。

## 芝麻桑椹粥

**成分** 黑芝麻、桑椹各60克，粳米50克，白糖适量。

**制法** 黑芝麻、桑椹分别去杂质，捣碎。粳米淘净，捣碎，与黑芝麻、桑椹共置砂锅中，加水煮成糊即成。可加入白糖调味。

**功效** 降血脂，补肝肾。

**适用** 高脂血症，早衰。

## 冬瓜苡仁兔肉汤

**成分** 兔肉、冬瓜各200克，薏苡仁30克。

**制法** 兔肉洗净，切块。冬瓜洗净，切块。薏苡仁洗净。上述3味共置锅中，加水适量，煮熟即成。

**功效** 补中益气，健脾利湿。

**适用** 高脂血症引起的痰多、疲倦乏力。

## 花生萝卜芹菜黄瓜丁

**成分** 胡萝卜、黄瓜各100克，芹菜50克，花生仁200克，盐、葱、桂皮、花椒、味精、香油各适量。

**制法** 胡萝卜、黄瓜和芹菜分别洗净，切丁，装盘。花生仁洗净后入锅，加入盐、葱、桂皮、花椒及适量水，煮至花生仁烂熟，捞出装盘。胡萝卜丁、黄瓜丁、芹菜丁、花生仁加入味精、香油调味，拌匀即食。

**功效** 降血脂，保护血管壁。

**适用** 高脂血症，动脉粥样硬化。

## 首乌芹菜粥

**成分** 粳米、芹菜各100克，猪瘦肉50克，何首乌30克，盐适量。

**制法** 粳米淘净。芹菜洗净，切丁。

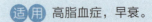

猪瘦肉洗净，切丁。何首乌水煎取汁。粳米和何首乌煎汁共置砂锅中，加水煮。快熟时放入芹菜丁、猪瘦肉丁，煮熟后加入盐调味即成。

**功效** 补肝肾，益精血，降血脂。

**适用** 高脂血症引起的眩晕、体弱。

## 素烩三菇

**成分** 冬菇、蘑菇、草菇各25克，嫩玉米笋片50克，鲜汤、盐、味精、水淀粉、植物油各适量。

**制法** 冬菇、蘑菇、草菇用水泡发，挤干水分。炒锅内放植物油烧热，放入冬菇、蘑菇、草菇煸至六七成熟。加入鲜汤和嫩玉米笋片同煮至熟。再用水淀粉勾芡，加入盐、味精调味即成。

**功效** 降血脂，降血压，防癌。

**适用** 高脂血症，高血压，动脉粥样硬化，癌症。

## 荷叶粥

**成分** 鲜荷叶1张（约200克），粳米200克。

**制法** 鲜荷叶洗净，撕碎。粳米淘净。粳米入锅，加水如常法煮熟。趁热将荷叶碎覆盖在粥面上，待粥呈淡绿色时，取出荷叶即成。

**功效** 降血脂，减肥，降血压。

**适用** 高脂血症。

# 冠心病

冠心病全称为冠状动脉粥样硬化性心脏病，是一种缺血性心脏病，是供给心脏营养物质的血管（冠状动脉）发生严重粥样硬化或痉挛，使冠状动脉狭窄或阻塞，以及血栓形成造成管腔闭塞，导致心肌缺血缺氧或梗死的一种疾病。其主要包括心绞痛、心肌梗死、心律失常、心力衰竭、心搏骤停五种类型，是老年人常见病之一。引发冠心病的因素包括高脂血症、高血压、吸烟、肥胖、糖尿病等。发病者男性多于女性，脑力劳动者较多。

## 小方子精选

### 天麻蒸鸡蛋

**成分** 天麻10克，鸡蛋1个，葱末、酱油、盐、香油各适量。

**制法** 天麻烘干，打成细粉。鸡蛋打成蛋液。天麻粉、葱末、酱油、盐及香油放入鸡蛋液中，拌匀，加水适量，上屉蒸15分钟即成。

**功效** 补养肝肾，养心安神。

**适用** 隐匿型冠心病。

### 归芪蒸鳗鱼

**成分** 鳗鱼1条（约500克），冬菇

30克，当归9克，黄芪18克，葱段、姜丝各5克，酱油10毫升，上汤300毫升，香油、盐、料酒各适量。

**制法** 鳗鱼宰杀，去鳃、内脏，剁成连接的各5厘米长的段。冬菇洗净，切成两半。当归切片。黄芪润透，切片。鳗鱼段放入蒸盆内，用葱段、姜丝、酱油、香油、盐、料酒腌渍30分钟。再放入当归片、黄芪片，倒入上汤，冬菇放鳗鱼段上。蒸盆上锅，用大火蒸35分钟即成。

**功效** 益气和中，气血双补。

**适用** 气血两虚型冠心病。

## 人参灵芝煲兔肉

**成分** 兔肉100克，人参、灵芝各10克，上汤400毫升，葱段、姜块、盐、料酒、植物油各适量。

**制法** 兔肉洗净，切成3厘米见方的块。人参、灵芝润透，切片。兔肉、人参、灵芝放入蒸碗内，用盐、料酒拌匀，腌渍30分钟。汤锅置中火上，倒植物油烧至六成热，加入兔肉，倒入上汤，然后放入人参片、灵芝片、葱段、姜块，用大火烧沸，再改小火煲25分钟即成。

**功效** 滋阴养心，补益气血，疏肝行气。

**适用** 心肝失调型冠心病。

## 双耳滑鸡煲

**成分** 鸡肉200克，西芹100克，银耳、黑木耳各15克，料酒、酱油、盐、白糖、葱末、姜丝各适量，鸡汤400毫升，植物油50毫升。

**制法** 银耳、黑木耳用水发透，去杂质，撕成小朵。西芹择洗干净，切成3厘米长的段。鸡肉洗净，切成4厘米见方的块，放入碗内，加入料酒、酱油、盐、白糖、葱末、姜丝，拌匀后腌渍30分钟。炒锅内放植物油烧热，加入鸡肉块、西芹段、银耳、黑木耳翻炒片刻，再倒入鸡汤，煮熟即成。

**功效** 养心阴，补气血。

**适用** 心气不足型冠心病。

## 竹参心子

**成分** 猪心1个，玉竹10克，姜丝、葱段、白糖、盐、花椒、味精、香油、鸡汤各适量。

**制法** 玉竹洗净，切成4厘米长的段。猪心洗净，切成薄片，放入碗内，加入姜丝、葱段、白糖、盐、花椒、味精拌匀，腌渍30分钟。将鸡汤倒入炖锅内，放入猪心片、玉竹段，先用大火烧沸，再改小火炖30分钟。最后加入香油调味即成。

**功效** 补心气，养心阴，疏肝解郁。

**适用** 心气不足型、阴亏肝郁型

冠心病。

## 虫草雪蛤

**成分** 雪蛤膏、冬虫夏草、冰糖各10克，酒适量。

**制法** 雪蛤膏用温水发透，去籽及筋膜。冬虫夏草用酒浸泡30分钟。冰糖打碎。雪蛤膏、冬虫夏草、冰糖碎共置炖盅内，加水适量，先用大火烧沸，再改小火炖30分钟即成。

**功效** 养阴益精，滋补肝肾。

**适用** 阴亏肝郁型冠心病。

## 大枣莲子燕窝冰糖羹

**成分** 燕窝10克，大枣5个，莲子15克，冰糖适量。

**制法** 燕窝用温水发透，去杂质。大枣去核，洗净。莲子去心，洗净。燕窝、大枣、莲子、冰糖共置蒸碗内，加水200毫升，蒸1小时即成。

**功效** 滋阴健脾，补气补血。

**适用** 气血两虚型冠心病。

## 二黄汤

**成分** 猪瘦肉100克，黄豆50克，黄精、熟地黄各10克，鸡汤1500毫升，料酒、葱段、生姜片、盐各适量。

**制法** 猪瘦肉洗净，切成4厘米见方的块。黄豆去杂质，洗净，用水浸泡

2小时。黄精、熟地黄分别切片。猪瘦肉块、黄豆、黄精片、熟地黄片、料酒、葱段、生姜片、盐共置炖锅内，倒入鸡汤，先用大火烧沸，再改小火煮1小时即成。

**功效** 补中益气，养阴润肺。

**适用** 心气不足型冠心病。

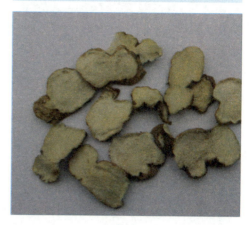

黄精

## 妙香茯苓汤

**成分** 猪瘦肉50克，菜胆100克，酸枣仁12克，茯苓10克，鸡蛋1个，葱末、姜丝、淀粉、盐、酱油各适量，上汤600毫升，植物油50毫升。

**制法** 菜胆切段。酸枣仁、茯苓水煎25分钟，去渣取汁。鸡蛋打成蛋液。猪瘦肉洗净，切片，放入碗内，加入药汁、鸡蛋液、葱末、姜丝、淀粉、盐、酱油，拌匀上浆。炒锅内放植物油烧至六成热，放入葱末、姜丝煸

香，倒入上汤。烧沸后加入拌好的猪瘦肉片和菜胆段，先用大火烧沸，再改小火煮熟即成。

**功效** 滋补气血，宁心安神，行气疏肝。

**适用** 心肝失调型冠心病，症见多梦。

## 归参鸡

**成分** 仔鸡1只，当归9克，党参片15克，大枣10个（去核），料酒、姜块、葱段、盐各适量。

**制法** 仔鸡宰杀，去毛、内脏及爪。仔鸡、当归、党参片放入炖盅内，加入大枣、料酒、姜块、葱段、盐及适量水，置大火上烧沸后改小火炖50分钟即成。

**功效** 补中益气，补气补血。

**适用** 气血两虚型冠心病。

## 柏子仁猪心汤

**成分** 猪心1个，柏子仁、山药片各适量，大枣10个（去核），料酒10毫升，鸡汤500毫升，姜末、葱末、盐各适量。

**制法** 猪心洗净，用沸水略焯，捞起切片，放入碗内，加料酒、姜末、葱末、盐腌渍30分钟。将鸡汤倒入锅内，置大火上烧沸，加入柏子仁、山药片、大枣，用小火煎25分钟。再放

入猪心片，沸煮10分钟即成。

**功效** 滋补气血，养心安神。

**适用** 心气不足型冠心病。

# 脂肪肝

脂肪肝是肝内脂肪蓄积过多，含量超过10%的病症。肥胖、酗酒、糖尿病、药物中毒、妊娠、肝炎病毒或其他病原体感染等都可引起脂肪肝。脂肪肝轻症者仅有疲乏感，重症者可出现食欲不振、疲倦乏力、恶心、呕吐、肝区或右上腹隐痛等症状。个别患者有可能发展为肝硬化。

本病在中医学中属"积证""痞满""胁痛""痰痞"等范畴。

## 小方子精选

### 菖蒲郁金粥

**成分** 粳米50克，石菖蒲、郁金各12克，姜半夏5克，冰糖适量。

**制法** 粳米淘净。石菖蒲、郁金和姜半夏水煎取汁。粳米与药汁共置砂锅中，加水煮熟。再加入冰糖调味即成。

**功效** 祛湿化痰，疏肝健脾。

**适用** 痰湿困阻型脂肪肝。

## 山楂香菇粥

**成分** 粳米50克，山楂15克，香菇10克，白糖适量。

**制法** 粳米淘净。山楂、香菇分别用温水浸泡，一起水煎取汁。粳米与药汁共置砂锅中，加水适量，煮熟。再加入白糖调味即成。

**功效** 健脾消食，活血化瘀，降脂。

**适用** 脾胃虚弱型或兼血瘀型脂肪肝。

## 杞豉粥

**成分** 枸杞叶15克，淡豆豉汁少许，粳米100克。

**制法** 枸杞叶洗净，切碎。粳米淘净，加水烧沸。加入枸杞叶碎、淡豆豉汁，煮熟即成。

**功效** 滋补肝肾，益胃消食。

**适用** 肝肾亏虚型脂肪肝。

## 赤小豆鲫鱼汤

**成分** 鲫鱼250克，赤小豆60克，蒜瓣、陈皮、葱白各适量。

**制法** 鲫鱼宰杀，去鳞、内脏，洗净。赤小豆洗净。鲫鱼、赤小豆、蒜瓣、陈皮、葱白共置锅中，加水适量，用小火炖熟即成。

**功效** 利湿，消肿，解毒。

**适用** 肥胖型脂肪肝。

## 茯苓薏苡仁粥

**成分** 薏苡仁60克，茯苓、山楂各15克。

**制法** 薏苡仁洗净。茯苓和山楂水煎30分钟，滤取浓汁。薏苡仁、药汁共置砂锅中，加水适量，煮熟即成。

**功效** 健脾，化湿，祛瘀。

**适用** 脾虚湿盛型或血瘀型脂肪肝。

## 泽泻杞苓鸡

**成分** 母鸡1只，茯苓20克，枸杞子、泽泻各30克，黄酒少许。

**制法** 母鸡宰杀，去毛、内脏，洗净。茯苓、枸杞子和泽泻塞入鸡腹内。鸡背朝下放入大瓷碗中，倒黄酒于鸡腹内，用大火隔水蒸2～3小时，去浮油即成。

**功效** 滋补肝肾，健脾利水。

**适用** 肝肾亏虚型或脾虚湿困型脂肪肝。

## 枸杞子女贞兔肉汤

**成分** 兔肉100克，枸杞子、女贞子各10克。

**制法** 兔肉洗净，切片。兔肉片与枸杞子、女贞子共置砂锅中，加水适量，先用大火烧沸，再改小火煨30分

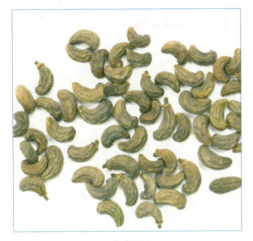

女贞子

克，枸杞子、党参、黄芪各15克，香橼9克，葱段、生姜片、料酒、盐、味精、鸡汤、植物油各适量。

**制法** 兔肉洗净，切条。山药、大枣、枸杞子、党参、黄芪和香橼装入纱布袋内，扎口。炒锅内放植物油烧热，加入葱段、生姜片煸香，放入兔肉条炒至肉色发白，倒入料酒和鸡汤，再加入药袋共煮。煮至兔肉熟时，去药袋不用，加入盐、味精调味即成。

**功效** 健脾益气，疏肝化湿。

**适用** 脾气虚弱型脂肪肝。

钟即成。

**功效** 滋补肝肾。

**适用** 肝肾阴虚型脂肪肝，症见胁肋隐痛、口干舌燥、心中烦热、头晕目眩等。

### 首乌玉竹粥

**成分** 粳米100克，何首乌、玉竹、金樱子、枸杞子各12克。

**制法** 粳米淘净。何首乌、玉竹和金樱子共置砂锅中，水煎取汁。药汁中加入粳米、枸杞子及适量水，煮熟即成。

**功效** 滋补肝肾。

**适用** 肝肾阴虚型脂肪肝。

### 兔肉健脾汤

**成分** 兔肉200克，山药、大枣各30

### 柴胡粥

**成分** 粳米60克，柴胡、佛手各9克，郁金、山楂、海藻各15克，红糖适量。

**制法** 粳米淘净。柴胡、佛手、郁金、山楂、海藻水煎取汁。粳米、药汁

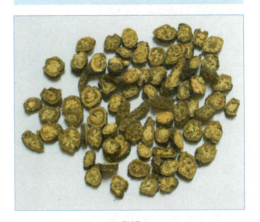

柴胡

共置砂锅中，加水适量，煮熟即成。可加入红糖调味。

(功)(效) 疏肝理气。

(适)(用) 肝郁气滞型脂肪肝。

# 肾炎

　　肾炎是两侧肾脏非化脓性的炎性病变，是一种常见的泌尿系统疾病，分为急性（肾小球）肾炎、慢性（肾小球）肾炎、肾盂肾炎、过敏性紫癜肾炎、狼疮性肾炎等。急性肾炎的发生常与溶血性链球菌感染性疾病有关，如扁桃体炎、风湿热、肺炎等，表现为高血压、蛋白尿、血尿、水肿、腰酸头痛、疲劳乏力、厌食恶心等。慢性肾炎可表现为头痛、视物模糊、鼻出血等，因病程长，肾单位逐渐受损，晚期常出现肾衰竭。

　　急性肾炎在中医学中属"风水""阳水"范畴，慢性肾炎在中医学中属"正水""石水""阴水"范畴。

## 小方子精选

### 鸭汁粥

(成)(分) 鸭汤1000毫升（撇去浮油），粳米50克。

(制)(法) 粳米淘净。粳米、鸭汤共置锅中，加水适量，煮熟即成。

(功)(效) 益肺肾，消水肿。

(适)(用) 肺肾亏损型肾炎引起的水肿。

### 鲫鱼冬瓜汤

(成)(分) 鲫鱼250克，冬瓜500克。

(制)(法) 鲫鱼宰杀，去鳃、鳞及内脏。冬瓜洗净，切块或切片。鲫鱼入锅，加水煮沸，放入冬瓜块（片），煮熟即成。

(功)(效) 清肺，利尿，消肿。

(适)(用) 肾炎急性期。

### 小白菜苡仁粥

(成)(分) 小白菜500克，薏苡仁60克。

(制)(法) 小白菜洗净，切成5厘米长的段。薏苡仁洗净，煮至将熟时倒入小白菜段，煮至菜熟即成。不可久煮。

(功)(效) 清热解烦，除湿热。

(适)(用) 慢性肾炎引起的尿少赤、水肿。

### 鲫鱼粥

(成)(分) 鲫鱼2条，粳米60克，鲜灯心草6克。

(制)(法) 鲫鱼宰杀，去鳃、鳞、内脏，洗净后入锅，加清水，先用大火煮沸，再改小火煮至肉烂，滤渣取汤。粳米淘净，与鲜灯心草一起放入砂锅内，加鱼肉汤及适量水，煮熟即成。

**功效** 温补脾肾，通阳利水。

**适用** 肾炎引起的水肿。

## 桑菊绿豆茶

**成分** 桑白皮30克，白菊花8克，绿豆60克。

**制法** 绿豆洗净。桑白皮、白菊花和绿豆共置砂锅中，水煎取汁。分2次服用。

**功效** 清肺，利尿，消肿。

**适用** 小儿肾炎急性期。

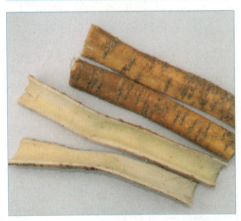

桑白皮

## 胡椒蛋

**成分** 白胡椒7粒，鸡蛋1个，面团适量。

**制法** 在鸡蛋顶部敲1个筷子头粗细的小孔，塞入白胡椒。蛋孔用面团封固，再用锡纸包裹，隔水蒸熟即成。趁热将鸡蛋、白胡椒一起吃完。

**功效** 祛湿散寒，滋阴补虚。

**适用** 慢性肾炎。

## 浮萍黑豆汤

**成分** 鲜浮萍100克，黑豆50克。

**制法** 鲜浮萍洗净。黑豆洗净，用冷水浸泡1～2小时。鲜浮萍、黑豆共置砂锅中，加适量水煮沸，去渣取汁。分2次服用。

**功效** 祛风，行水，清热，解毒。

**适用** 小儿急性肾炎。

## 黄芪粥

**成分** 黄芪、薏苡仁、糯米各30克，赤小豆15克，鸡内金末9克，金橘饼若干个。

**制法** 黄芪入锅，加水600毫升，煎20分钟，去渣取汁。往黄芪煎汁中加入薏苡仁、赤小豆，煮30分钟。再加入鸡内金末、淘净的糯米，煮熟即成。每次服粥后，嚼食金橘饼1个。

**功效** 补气，健脾。

**适用** 小儿慢性肾炎。小儿急性肾炎不宜服用。

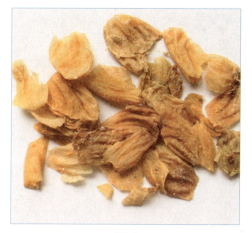

鸡内金

# 尿路感染

尿路感染又称泌尿系统感染，指病原微生物侵入泌尿道引起肾盂肾炎、膀胱炎或尿道炎。其主要表现为尿频、尿急、尿痛，少数人无明显症状。老年人、女性是尿路感染的高发人群。

本病在中医学中属"淋证""腰痛"等范畴。

## 茅根汤

**成分** 干白茅根250克，白糖25克。

**制法** 干白茅根洗净，切碎，放入砂锅内，加水煎汤。去渣后加入白糖，稍煮即饮。

**功效** 清热利尿。

**适用** 小儿急性肾炎。

## 小方子精选

### 二草生地粥

**成分** 通草6克，茜草15克，生地黄30克，小米50克。

**制法** 通草、茜草和生地黄水煎取汁。小米淘净，与药汁共置砂锅中，加水适量，煮熟即成。

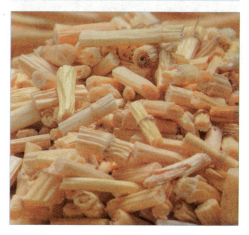

白茅根

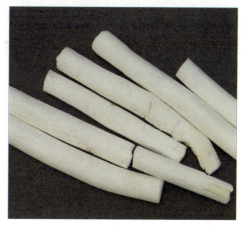

通草

功效 利尿通淋，凉血止血。

适用 尿路感染。

## 车前土茯苓粥

成分 车前子、车前草各50克，土茯苓、粳米各100克。

制法 车前子、车前草和土茯苓共置砂锅中，加水沸煮15分钟，去渣取汁。粳米淘净，与药汁共置砂锅中，加水适量，煮熟即成。

功效 清热解毒，通淋利尿。

适用 急性尿路感染，症见发热、微恶风寒、小便不利、尿时涩痛等。

## 冬瓜豆豉粥

成分 冬瓜500克，淡豆豉、粳米各50克。

制法 冬瓜洗净，去皮，切片。粳米淘净。冬瓜片、淡豆豉和粳米共置锅中，加水适量，煮熟即成。

功效 清热祛暑，通淋利尿。

适用 外感暑湿之邪、膀胱气化失利引起的尿路感染，症见小便短涩、尿道灼痛等。

## 玉米蚌肉汤

成分 带皮嫩玉米1个，蚌肉60克，盐、味精适量。

制法 嫩玉米剥去皮，留须后切段，放入锅中，加水适量，先用大火煮沸，再改小火煮20分钟。加入蚌肉煮30分钟。再加入盐、味精调味即成。

功效 健脾补虚，清热利尿。

适用 脾肾气虚型、湿热内蕴型尿路感染。

## 金石赤豆粥

成分 金钱草、粳米各50克，石韦、赤小豆各30克。

制法 金钱草和石韦水煎取汁。粳米、赤小豆分别洗净，与药汁共置砂锅中，加水适量，煮熟即成。

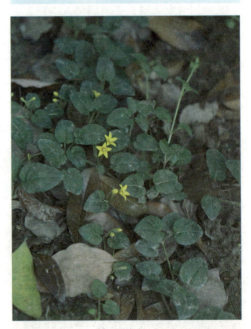

金钱草

**功效** 清热化湿，利尿排石。

**适用** 尿路感染、湿热型石淋等。

## 紫苏炒田螺

**成分** 田螺250克，鲜紫苏叶5~8片，盐、植物油各适量。

**制法** 田螺用清水养2日，并常换水以去污泥，然后斩去田螺尖，沥干水。鲜紫苏叶洗净，切碎。炒锅内放植物油烧热，放入田螺、鲜紫苏叶碎略炒。再加入盐炒熟即成。

**功效** 利尿通淋，清热化湿。

**适用** 膀胱湿热型尿路感染，症见尿频、尿急、尿痛或水肿。

## 青豆粥

**成分** 通草30克，青豆、小麦各100克。

**制法** 通草水煎取汁1000毫升。青豆、小麦分别洗净，加通草煎汁及适量水，煮熟即成。

**功效** 清热，通淋，利尿。

**适用** 急性尿路感染，症见小便短涩、淋漓不尽。

## 益肾粥

**成分** 冬葵叶100克，猪肾1个，粳米50克。

**制法** 冬葵叶水煎取汁。猪肾洗净，去臊腺，切条。粳米淘净。冬葵叶煎汁、猪肾、粳米共置砂锅中，加水适量，煮熟即成。

**功效** 补益脾肾，利尿通淋。

**适用** 慢性脾肾两虚型尿路感染。

## 莲子六一汤

**成分** 莲子60克（去心），生甘草10克，冰糖适量。

**制法** 莲子、生甘草加水煮至莲子烂熟。再加入适量冰糖，稍煮即成。

**功效** 清心火，祛湿热。

**适用** 膀胱湿热型尿路感染，症见尿频、尿急、尿痛、心烦不眠等。

## 黄芪鲤鱼汤

**成分** 生黄芪60克，鲤鱼1条（250~500克），生姜片、植物油各适量。

**制法** 鲤鱼宰杀，去鳃、鳞、内脏，洗净。炒锅内放植物油烧热，放入鲤鱼、生姜片，将鱼煎至黄色。生黄芪水煎取汁。鲤鱼、生黄芪煎汁共置汤锅中，加水适量，煮熟即成。

**功效** 健脾益气。

**适用** 气虚型尿路感染，症见小便淋漓不尽，或尿有热感、时轻时重、遇劳则发或加重。

# 尿路结石

尿路结石是泌尿系统的常见病。结石可见于肾、膀胱、输尿管及尿道的任何部位，以肾与输尿管结石最为常见。结石部位不同，症状则有差异。如肾结石患者多数有不同程度的腰腹或尿道疼痛及血尿，结石梗阻或反复感染者可并发肾积水、梗阻性肾病、肾衰竭等。尿路结石多发生于青壮年时期，21～50岁者占80%以上。

本病在中医学中属"石淋""血淋"范畴。

## 小方子精选

### 金钱草鸡脑汤

**成分** 鸡脑2个，金钱草50克，酱油适量。

**制法** 金钱草用冷水浸泡70分钟。鸡脑去杂质，留脑内皮，与金钱草一起用小火炖1小时即成。食用时，鸡脑切片蘸酱油吃。

**功效** 化石通淋，清热利水，健胃消食。

**适用** 湿热内蕴型尿路结石。

### 花生莲肉汤

**成分** 莲子、花生仁各30克，白糖适量。

**制法** 莲子用温水浸泡30分钟，剥开去心。莲子与花生仁共置炖盅内，加水适量，上火炖软。再加入白糖调味即成。

**功效** 益肾健脾，生血止血。

**适用** 尿路结石，症见长期血尿淋漓、脾虚体弱。

### 茯苓核桃饼

**成分** 茯苓60克，鸡内金15克（焙干），核桃仁120克，面粉500克，香油、蜂蜜各适量。

**制法** 茯苓、鸡内金共研为细末，加入面粉、水，调成糊，再煎成薄饼。核桃仁用香油炸酥，加适量蜂蜜共研成膏，做成饼馅。将饼馅夹入煎饼内即可食用。

**功效** 健脾补肾，化石通淋。

**适用** 脾肾偏虚型尿路结石。

### 芥菜炒地龙

**成分** 活地龙、荠菜各300克，柴草灰1碗，料酒、酱油、盐、姜末、蒜末、植物油各适量。

**制法** 柴草灰倒入盆内，加半盆热水，搅拌10分钟，取上清液，放入活地龙溺死，洗净腹泥，去头部，切段。炒锅内放植物油烧热，放入姜末、蒜末煸香，再放入地龙段与荠菜同炒。最后加入料酒、酱油、盐调味，炒熟即成。

**功效** 清热止血，利尿。

**适用** 湿热下注型尿路结石，症见血尿、尿路感染。

### 荷叶滑石茶

**成分** 鲜荷叶1张，滑石30克，甘草梢5克。

**制法** 鲜荷叶分为4等份。每份鲜荷叶包裹滑石、甘草梢适量，加水煎汤即成。

**功效** 清暑解热，通淋化石，缓中止痛。

**适用** 暑湿内盛型尿路结石。

### 酸甜藕片

**成分** 山楂糕50克，鲜藕150克。

**制法** 鲜藕去皮，切成薄片，入沸水焯熟。取2片藕，中间夹1片山楂糕，即可食用。

**功效** 止血祛瘀。

**适用** 瘀血内阻型、湿热内蕴型尿路结石。

### 藕节茅根车前汤

**成分** 鲜藕节、鲜车前草各50克，鲜白茅根100克。

**制法** 鲜藕节、鲜车前草、鲜白茅根分别洗净。上述3味共置汤锅中，加水煮沸即成。饮汤，分2～3次服用。

**功效** 清热利尿，凉血止血。

**适用** 湿热下注型膀胱结石，症见血尿不尽。

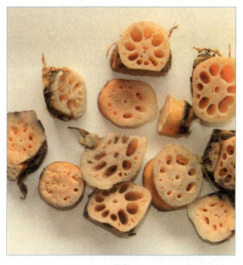

藕节

### 鸡肫方

**成分** 鸡肫若干。

**制法** 鸡肫晒干，捣碎研末，用白开水送服少许。每日早、晚各1次，可连续服。

**功效** 化石通淋。

**适用** 尿路结石，胆结石，小便淋漓，尿道刺痛。

# 肾病综合征

肾病综合征是一组由多种病因引起的临床综合征。本病最基本的特点是高蛋白尿、低蛋白血症、水肿和高脂血症，临床上称"三高一低"。

本病比较顽固，临床治疗难度很大，在中医学中属"水肿""血尿""腰痛""虚劳"等范畴。

## 小方子精选

### 大蒜蒸西瓜

**成分** 去皮大蒜60～90克，西瓜1500～2000克。

**制法** 在西瓜蒂部挖一个三角形的洞，将去皮大蒜塞入西瓜内，再用挖出的瓜皮堵住洞口。西瓜上锅，隔水蒸20分钟即成。

**功效** 清热利尿。

**适用** 肾病综合征。

### 鳝鱼芹菜炒翠衣

**成分** 鳝鱼200克，西瓜皮、芹菜各150克，姜丝、葱段、蒜片、味精、醋、植物油、香油各适量。

**制法** 鳝鱼宰杀，去内脏，洗净后切丝。西瓜皮洗净，切条。芹菜去根、叶，切段，入热水中焯一下捞起。炒锅内放植物油烧热，倒入鳝鱼丝炒至半熟，加入西瓜皮、芹菜段、姜丝、葱段、蒜片、味精、醋、香油，翻炒至熟即成。

**功效** 清热利尿，降脂降压。

**适用** 肾病综合征引起的高血压。

### 核桃山楂菊花汤

**成分** 核桃仁125克，山楂60克，菊花12克，白糖150克。

**制法** 核桃仁洗净，加水打成汁。山楂、菊花分别洗净，一起水煎2次，去渣取汁1000毫升。将药汁和核桃仁汁同倒入锅中，加白糖搅匀，煮沸即成。

**功效** 润肺益肾，平肝明目，滑肠润燥，通利血脉。

**适用** 肾病综合征引起的高血压。

### 五味杜仲羊肾汤

**成分** 羊肾2个，杜仲15克，五味子6克，盐适量。

**制法** 羊肾切开，去臊腺，洗净，切片。杜仲、五味子分别洗净。上述3味共置炖盅内，加水适量，用小火隔水炖1小时。再加入盐调味即成。

**功效** 温肾涩精，收摄蛋白，强筋健骨。

**适用** 肾病综合征。

## 花生猪蹄汤

**成分** 猪蹄1个，花生仁60克，盐适量。

**制法** 猪蹄刮洗干净，斩成小段。花生仁洗净。猪蹄与花生仁共置砂锅内，加水适量，先用大火煮沸，再改小火煲至花生仁烂熟。最后加入盐调味即成。

**功效** 健脾和胃，益肾利水。

**适用** 肾病综合征。

## 莲子龙须猪肉汤

**成分** 猪瘦肉、腐竹各100克，莲子40克，龙须菜45克，味精少许。

**制法** 猪瘦肉洗净，切片。腐竹、龙须菜用水发泡后，切条。猪瘦肉片、腐竹、莲子、龙须菜共置汤锅内，加适量水煮汤，熟后加入味精调味即成。

**功效** 清热理肠，收摄蛋白，降压降脂。

**适用** 肾病综合征引起的肾衰竭多尿。

## 茯苓鲤鱼汤

**成分** 鲤鱼500克，茯苓20克，葱末、姜末各适量。

**制法** 鲤鱼宰杀，去鳃、鳞、内脏。将茯苓塞入鱼腹内，加水煮熟。再加入葱末、姜末调味即成。

**功效** 补脾利尿，养阴除湿，消肿。

**适用** 肾病综合征。

## 巴戟苁蓉鸡肠汤

**成分** 鸡肠100克，巴戟天12克，肉苁蓉15克，生姜片适量。

**制法** 鸡肠洗净，切段。巴戟天、肉苁蓉分别洗净，装入纱布袋内，扎口。鸡肠段和药袋共置砂锅中，加生姜片及适量水，先用大火煮沸，再改小火煮1小时。去药袋不用，即可食用。

**功效** 温肾固摄。

**适用** 肾病综合征。

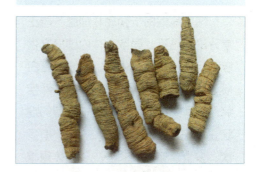

巴戟天

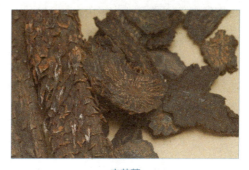

肉苁蓉

### 玉米西瓜香蕉汤

**成分** 西瓜皮200克（或干品50克），玉米须60克，香蕉3个，冰糖适量。

**制法** 西瓜皮、玉米须分别洗净，西瓜皮切块。香蕉剥去皮。上述3味共置砂锅中，加水4碗，用小火煲至1碗。再加入冰糖调味即成。

**功效** 滋阴祛湿，利尿消肿。

**适用** 慢性肾衰竭。

## 糖尿病

糖尿病指由于胰岛β细胞不能正常分泌胰岛素，导致人体内胰岛素供应不足，引起人体内糖、脂肪、蛋白质三大营养物质代谢紊乱的一种疾病。糖尿病起病可急可缓，典型的症状是"三多一少"。"三多"指多饮、多食、多尿；"一少"指体重减轻。糖尿病类型不同，症状不一，有些患者仅有典型症状中的1～2种，甚至发病之初无明显症状。

### 小方子精选

### 肉桂炖鸡肝

**成分** 肉桂2～3克，鸡肝1～2个。

**制法** 肉桂切丁。鸡肝洗净，切成小块。上述2味共置炖盅内，加水适量，炖盅加盖，隔水炖熟即成。

**功效** 温补肾阳。

**适用** 小儿糖尿病，遗尿。

### 山药地黄猪胰汤

**成分** 猪胰1个，山药60克，干地黄30克。

**制法** 猪胰洗净，放入汤锅内，加适量水煮沸。加入山药、干地黄，同煮至猪胰熟即成。

**功效** 消渴生津。

**适用** 糖尿病。

### 巴戟天鸡肠汤

**成分** 鸡肠2个，巴戟天25克，盐适量。

**制法** 巴戟天扯成条状。鸡肠剪开，洗净，切成小段。上述2味共置砂锅中，加水适量，炖至鸡肠熟。再加入盐调味即成。

**功效** 补肾壮阳。

**适用** 小儿肾虚型糖尿病，症见夜尿多、遗尿等。

### 山药焖萝卜

**成分** 山药、红薯各100克，白萝卜400克，生姜片、葱段、盐、味精、

 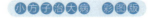

植物油各适量。

**制法** 山药、红薯、白萝卜分别洗净，去皮，切成小块。炒锅内放植物油烧热，放入生姜片、葱段煸香，再倒入山药块、红薯块、白萝卜块焖熟。最后加入盐、味精调味即成。

**功效** 健脾胃，益气生津，降血糖。

**适用** 糖尿病体虚、口干者。

## 大麦鳝鱼粥

**成分** 鳝鱼、大麦各90克，薏苡仁30克，粳米适量，生姜（连皮）、盐各适量。

**制法** 鳝鱼去内脏，切块，入油锅中煎至金黄色。煎鳝鱼块与大麦、薏苡仁、粳米、生姜共置汤锅内，加水适量，先用大火煮沸，再改小火煮至大麦软烂。最后加入盐调味即成。

**功效** 健脾渗湿，通络除痹。

**适用** 湿热阻滞经络型糖尿病，并发周围神经病变。

## 玉竹粥

**成分** 玉竹30克，粳米100克，甜菊糖适量。

**制法** 玉竹切片，水煎取汁。粳米淘净，加入玉竹煎汁及适量水同煮。粳米将熟时放入甜菊糖，略煮即成。

**功效** 滋阴润肺，生津止渴。

**适用** 肺热阴虚型糖尿病。

## 沙参玉竹煲老鸭

**成分** 老公鸭1只，北沙参、玉竹各50克，葱段、生姜片、盐、味精各适量。

**制法** 老公鸭宰杀，去毛、内脏，放入砂锅内。加入北沙参、玉竹、葱段、生姜片及适量水，煮至鸭肉软烂。再加入盐、味精调味即成。

**功效** 清热润肺，益肾养阴。

**适用** 肺肾阴虚型糖尿病。

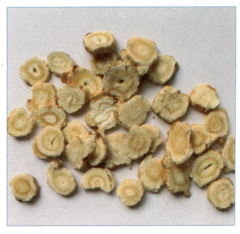

北沙参

## 石膏粳米粥

**成分** 生石膏40克，粳米100克。

**制法** 生石膏水煎，去渣留汁。粳米淘净，与石膏煎汁同煮熟即可。

功效 清肺胃之热，生津润燥。

适用 胃热津伤较甚型糖尿病。

## 羊肚盐味汤

成分 羊肚1个，盐适量。

制法 羊肚剖开，洗净，切条，加水熬成浓汤。再加入盐调味即成。

功效 补虚健脾。

适用 小儿糖尿病。

# 胃和十二指肠溃疡

胃和十二指肠溃疡是一种常见和多发的慢性疾病。十二指肠溃疡较胃溃疡多见，约占70％。胃和十二指肠溃疡症状为周期性上腹部疼痛、反酸、嗳气。

本病治疗效果好坏与饮食是否得当有直接关系。患者日常饮食原则：减少肥腻、过甜、过咸、过酸、过辣的食物摄入量，少吃坚硬、油炸或多渣的食物，减少对溃疡部位的刺激；摄入富含蛋白质、维生素A、维生素B、维生素C的食物，助溃疡修复；常饮牛奶和豆浆、常吃乳酪等，中和胃酸，保护溃疡病灶；按时吃饭，少量多餐，每日4～5餐为宜，避免过饥或过饱。

## 小方子精选

### 糖蜜红茶

成分 红茶5克，蜂蜜、红糖各适量。

制法 红茶放入保温杯中，用沸水冲泡10分钟。加入蜂蜜、红糖搅匀，空腹饮用。

功效 温中健胃。

适用 慢性胃和十二指肠溃疡，症见上腹冷痛、泛酸腹胀、食欲不振等。

### 三七藕蛋羹

成分 鲜藕汁50毫升，三七粉3克，鸡蛋1个，盐适量。

制法 三七粉放入碗中，用水调成糊状。鸡蛋打成蛋液。鲜藕汁入锅，加适量水煮沸。往藕汁锅中依次倒入三七粉糊、鸡蛋液，煮成羹。再加入盐调味即成。

功效 活血祛瘀，养胃止痛。

适用 慢性胃和十二指肠溃疡引起的出血症。

### 良姜陈皮草蔻鸡

成分 嫩公鸡1只，高良姜、陈皮各6克，草豆蔻3克，盐、料酒、葱各适量。

制法 嫩公鸡宰杀，去毛、内脏，斩块。嫩公鸡块、高良姜、陈皮、豆蔻、盐、料酒、葱放入锅中，腌渍20

分钟，然后上火煮，煮时不加水，中火煮沸后改小火焖至熟即成。

**功效** 温中，散寒，止痛。

**适用** 胃和十二指肠溃疡。

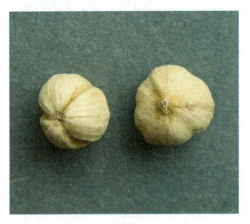

草豆蔻

### 牛奶粥

**成分** 鲜牛奶250毫升，粳米60克，白糖适量。

**制法** 粳米淘净，入锅，加水煮。粳米将熟时倒入牛奶，用小火煮至粳米熟，离火。待粥稍凉后，可加入白糖调味。

**功效** 养胃止痛。

**适用** 老年人慢性胃和十二指肠溃疡。

### 柚皮橘皮粥

**成分** 鲜柚子皮1个，橘子皮5克，粳米100克。

**制法** 鲜柚子皮去掉外层黄皮，用水浸泡1日，切块。橘子皮、粳米分别洗净。上述3味共置锅中，加水适量，煮熟即成。

**功效** 疏肝健脾，理气止痛。

**适用** 慢性气滞不畅型胃和十二指肠溃疡，症见嗳气频作、腹胀、食欲不振、胁肋闷痛等。

### 仙人掌炒牛肉

**成分** 牛肉240克，仙人掌80克，粟米粉、盐、料酒、生抽、白糖、植物油各适量。

**制法** 牛肉洗净，切片。仙人掌去刺，洗净后切碎。粟米粉、盐、料酒、生抽、白糖及少量水一起调成糊，与牛肉片一起拌匀上浆。炒锅内放植物油烧热，倒入牛肉片滑炒，再放入仙人掌翻炒，加入盐调味，炒熟出锅。

**功效** 补益肠胃。

**适用** 消化性溃疡。

### 毛根肉汤

**成分** 猪瘦肉100克，白茅根30克。

**制法** 猪瘦肉洗净，切碎。猪瘦肉碎、白茅根共置锅中，加水适量，煎汤服。

功效 清胃热，凉血止血。

适用 慢性胃和十二指肠溃疡，症见胃热出血、口臭、上腹灼痛、大便干硬等。

## 石斛麦冬粥

成分 石斛15克，麦冬20克，粳米100克，白糖少许。

制法 石斛、麦冬共置砂锅中，水煎取汁。粳米淘净，与药汁、适量水共煮至熟。再加入白糖调味，稍温即食。

功效 养胃生津。

适用 慢性胃阴不足型胃和十二指肠溃疡，症见口干口渴、上腹隐痛等。

# 慢性胃炎

慢性胃炎指不同病因引起的慢性胃黏膜炎性病变。本病可简单分为三种类型：一是浅表性胃炎，多数无明显症状，部分患者表现为食欲不振、嗳气、胃痛、恶心、呕吐等；二是肥厚性胃炎，主要症状为上腹部不适，但无规律，似胃溃疡；三是萎缩性胃炎，主要症状为厌食、饭后饱胀、上腹部有压迫感及钝痛，偶有恶心、呕吐。

本病在中医学中属"胃脘痛""痞证"等范畴。

## 小方子精选

### 鸡内金饼

成分 鸡内金、白术各10克，大枣30克，干姜1克，面粉500克，白糖300克，酵母粉、食用碱各适量。

制法 鸡内金、白术、大枣、干姜共置砂锅中，加水适量，用小火煮30分钟，去渣取汁。面粉倒入盆中，加药汁、白糖、酵母粉和成面团，待发酵后加适量食用碱，做成饼坯。饼坯上锅，用大火蒸15分钟至熟即成。

功效 消食化积，健脾益胃。

适用 慢性萎缩性胃炎。

### 金橘根炖猪肚

成分 猪肚100～150克，金橘根30克，盐适量。

制法 猪肚、金橘根共置锅中，加水4碗，煮至一碗半。再加入盐调味即成。

功效 健脾开胃，行气止痛。

适用 慢性胃炎、胃溃疡、十二指肠壶腹部溃疡等。

### 麦冬粥

成分 粳米100克，麦冬30克，冰糖适量。

制法 麦冬水煎取汁。粳米淘净，加

水煮。待粳米将熟时加入麦冬煎汁、冰糖，稍煮即成。

**功效** 补中和胃，养阴除烦。

**适用** 慢性萎缩性胃炎，症见出血。

## 茴香粳米粥

**成分** 粳米100克，白萝卜、熟牛肉各50克，芥菜末、茴香粉各10克，猪油25克，盐、味精适量。

**制法** 粳米淘净。白萝卜洗净，切成小块。猪油入锅烧热，放入白萝卜块、熟牛肉煸，加水、粳米，煮至将熟。再加入茴香粉、盐、味精，最后撒上芥菜末即成。

**功效** 健脾开胃，行气止痛。

**适用** 慢性胃炎。

## 太子参炖鸡

**成分** 鸡肉90克，太子参30克，山药15克，生姜3片，盐少许。

**制法** 鸡肉去除肥油，洗净，切块。太子参、山药和生姜分别洗净。鸡肉块、太子参、山药、生姜共置炖盅内，加水适量，用小火隔水炖1～2小时。再加入盐调味即成。

**功效** 益气，健脾，养阴。

**适用** 慢性胃炎。

## 草蔻鲫鱼汤

**成分** 鲫鱼2条，草豆蔻6克，陈皮、胡椒各3克，生姜4片，盐适量。

**制法** 鲫鱼宰杀，去鳞、内脏，洗净。草豆蔻捣烂，塞入鱼腹内。鲫鱼、陈皮、胡椒、生姜共置锅中，加水适量，先用大火煮沸，再改小火煮1小时。最后加入盐调味即成。

**功效** 化湿醒脾。

**适用** 慢性胃炎，症见上腹疼痛、消瘦、食欲不振、舌苔腻。

## 牛奶山药糊

**成分** 牛奶250毫升，山药、面粉各30克。

**制法** 面粉用凉水调成面糊。山药去皮，洗净，切丁，加水用小火炖煮。煮至汤浓后倒入牛奶、面糊，边搅边煮，再次煮沸即成。空腹顿食。

**功效** 补脾益胃。

**适用** 慢性胃炎引起的食欲不振。

## 香菇牛肉汤

**成分** 香菇10克，牛瘦肉30克，淀粉、味精、盐、香油各适量。

**制法** 香菇用水泡发，洗净。牛瘦肉洗净，用淀粉上浆。锅中加水烧沸，放入香菇、牛瘦肉、味精、盐、香油，煮至肉熟即成。

**功效** 益气养血。

**适用** 慢性胃炎。

## 参芪苡仁粥

**成分** 粳米100克，党参20克，黄芪15克，炒薏苡仁30克，大枣4个。

**制法** 粳米淘净。党参、黄芪、炒薏苡仁和大枣用冷水浸泡至软。上述5味共置砂锅中，加水适量，煮熟即成。

**功效** 补中益气，祛湿。

**适用** 慢性胃炎引起的疲倦乏力、食欲不振、腹胀。

## 炒牛肚土豆丝

**成分** 土豆50克，熟牛肚丝50克，葱丝、碎蒜、牛肉汤、盐、味精各适量。

**制法** 土豆去皮，洗净，切丝，泡入水中洗掉淀粉。炒锅内放油烧热，放入葱丝、碎蒜煸香，再放入土豆丝、熟牛肚丝爆炒至六七成熟。最后倒入牛肉汤，加入盐、味精调味，煮熟即成。

**功效** 暖脾胃，补中气。

**适用** 慢性胃炎。

## 石斛瘦肉汤

**成分** 猪瘦肉100克，石斛15克。

**制法** 猪瘦肉洗净，切条。猪瘦肉条、石斛共置砂锅中，加水适量，以小火炖熟即成。

**功效** 益胃养阴。

**适用** 胃阴不足型慢性胃炎，症见上腹部隐痛、口干不欲饮、食欲不振等。

## 大枣益脾糕

**成分** 大枣30克，鸡内金10克，面粉500克，白糖300克，干姜1克，酵母粉、上汤各适量。

**制法** 大枣、鸡内金、干姜放入砂锅中，水煎20分钟，去渣留汁。面粉、白糖、酵母粉放入盆内，加药汁、上汤及适量水，揉成面团。面团发酵后，做成糕坯，上锅用大火蒸15～20分钟即成。

**功效** 补益脾胃。

**适用** 慢性胃炎。

## 狗肉盐豉粥

**成分** 狗肥肉300克，粳米、豆豉各适量。

**制法** 狗肥肉洗净，切成小块，放入锅中，加水烧沸。倒入淘净的粳米、豆豉，煮熟即成。

**功效** 补脾肾，祛寒助阳。

**适用** 慢性胃炎引起的胃脘痛。

## 百合葡萄粥

**成分** 鲜百合60克，葡萄干20克，糯米100克。

**制法** 鲜百合掰成小片，洗净。糯米淘净，加水煮。水沸后放入鲜百合片、葡萄干，煮熟即成。

**功效** 养阴益胃。

**适用** 胃阴亏虚型慢性胃炎，症见胃脘隐痛、口干咽燥、大便秘结等。

## 丁香姜糖

**成分** 白糖250克，丁香5克，生姜30克。

**制法** 白糖放入锅中，用小火熬至黏稠。加入丁香、生姜，继续熬成糊，出锅盛入玻璃瓶内，密封储存。每次6克，每日2次。

**功效** 理气止痛，散寒。

**适用** 慢性胃炎。

## 陈皮油淋鸡

**成分** 公鸡1只（约1500克），陈皮20克，生姜片、葱段、花椒、味精、盐、冰糖、植物油、麻油各适量。

**制法** 公鸡宰杀，去毛、内脏，洗净。陈皮分2份，1份切丝。锅中加水1500毫升，放入鸡、1份陈皮、生姜片、葱段、花椒及少许盐，煮至六成熟，捞出所有东西。卤汁入新锅烧沸，再放入鸡，用小火煮熟，捞出待用。锅内留卤汁少许，放入味精、盐、冰糖，用小火收汁。将卤汁涂抹在鸡表面。炒锅内放植物油烧热，放另一份陈皮丝炸酥，装盘。将鸡倒提，用热油反复淋烫至颜色红亮，再在鸡表面抹上麻油，然后切成小块装盘，撒上炸酥的陈皮丝即成。

**功效** 理气开胃。

**适用** 脾虚气滞型胃炎。

## 鹌鹑汤

**成分** 鹌鹑1只，党参15克，山药30克。

**制法** 鹌鹑宰杀，去毛、爪及内脏。鹌鹑、党参、山药共置砂锅中，加水800毫升，煮至鹌鹑熟。去药渣，食肉喝汤。

**功效** 健脾益气。

**适用** 慢性胃炎。

## 胡萝卜炒陈皮瘦肉丝

**成分** 胡萝卜200克，陈皮10克，猪瘦肉100克，盐、黄酒、香葱段各适量。

**制法** 胡萝卜洗净，切丝。陈皮用水泡软，切丝。猪瘦肉洗净，切丝，加盐、黄酒拌匀。炒锅内放油烧热，放入胡萝卜丝，炒熟后出锅。锅内放入猪瘦肉丝、陈皮丝，炒3分钟，再加入胡萝卜丝、盐、黄酒同炒至干。加少量水焖3～5分钟，最后撒入香葱段即成。

**功效** 宽胸理气。

**适用** 慢性胃炎。

### 木瓜米醋汤

**成分** 木瓜500克，生姜30克，米醋50毫升。

**制法** 木瓜洗净，切块。生姜洗净，切片。木瓜块、生姜片和米醋共置炖盅内，隔水炖2小时即成。

**功效** 健脾，暖胃。

**适用** 萎缩性胃炎。

## 胃下垂

胃下垂指膈肌悬力不足，人站立时胃体离开原来的位置，胃下缘达盆腔，胃小弯弧线最低点降至髂嵴连线以下。老年人为本病高发群体。本病临床症状为脘腹坠胀作痛，食后或站立时不适感加剧。

本病在中医学中属"胃缓"范畴。

### 芪豆羊肚汤

**成分** 黄芪15克，黑豆50克，羊肚1个，盐适量。

**制法** 黑豆去杂质，洗净。羊肚洗净。黄芪、黑豆、羊肚共置炖盅内，加水适量，用小火炖至羊肚熟。去黄芪不用，取出羊肚切片，再放回炖盅内。最后，加入盐调味，略煮即成。

**功效** 益气升提。

**适用** 老年人胃下垂。

### 猪肚砂仁枳壳汤

**成分** 猪肚200克，砂仁6克，炒枳壳20克。

**制法** 猪肚洗净。砂仁、炒枳壳装入纱布袋内，扎口。猪肚和药袋共置砂锅中，加水适量，煮熟即成。

**功效** 理气化湿，健运脾胃，升提

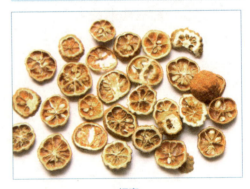

枳壳

举陷。

（适用）老年人胃下垂。

## 鲫鱼黄芪汤

（成分）鲫鱼1条（约400克），黄芪30克，生姜5片，盐、植物油各适量。

（制法）鲫鱼宰杀，去鳞、鳃及内脏，用植物油煎至金黄色。加入黄芪、生姜及适量水共煮。再加入盐调味即成。

（功效）益气升举。

（适用）老年人胃下垂引起的腹胀、食欲不振、气短乏力等症。

## 黄芪白术粥

（成分）粳米100克，黄芪30克，白术、柴胡各15克。

（制法）黄芪、白术、柴胡共置砂锅中，加水煎40分钟，去渣取汁。粳米淘净，与药汁同煮，煮熟即成。

（功效）补气健脾，升阳举陷。

（适用）老年人胃下垂引起的神疲乏力、气短、自汗等症。

## 酒精中毒

一次性大量饮酒会引起可逆性的中毒现象，即醉酒。酒精中毒轻症者表现为恶心、呕吐、头晕、谵语、躁动等，重症者表现为昏迷、大小便失禁、呼吸抑制甚至死亡。

## 小方子精选

### 醉酒不醒方

（成分）淡豆豉70克，葱白30克。

（制法）葱白洗净，切碎。淡豆豉与葱白共置锅中，加水2碗，煎至1碗，去渣即服。

（功效）醒酒。

（适用）酒醉不醒。

### 八珍醒酒汤

（成分）橘子肉、山楂糕、白糖、冰糖各50克，莲子、核桃仁、青梅各10克，白果、百合各5克，大枣20克，白醋5毫升，桂花汁、盐各少许。

（制法）莲子用温水泡发，去皮、心，掰成两半。百合掰成片。大枣去核。橘子肉、山楂糕、核桃仁、青梅、白果分别切丁。莲子、白果丁、百合片和大枣共置碗内，上屉蒸熟。锅内加水烧沸，加入白糖、冰糖煮至溶化。再放入橘子肉丁、山楂糕丁、莲子、核桃仁丁、青梅丁、白果丁、百合片、大枣，待沸后加入白醋、桂花汁、盐，勾薄芡食。

（功效）解酒除烦。

适用 醉酒后引起的烦闷不适。

### 生橄榄煎

成分 生橄榄20个。

制法 生橄榄洗净，去核，捣烂，倒入砂锅中。加适量水，煮熟，取汁饮。

功效 解酒精中毒。

适用 酒后昏闷。

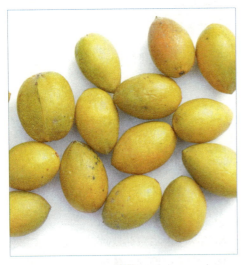

橄榄

### 绿豆陈醋饮

成分 绿豆60克，陈醋50毫升。

制法 绿豆洗净，加水煎汤。陈醋倒入碗内，再倒入绿豆汤即成。

功效 清热解毒。

适用 酒精中毒。

# 风湿性关节炎

风湿性关节炎是风湿热的关节表现形式。现代医学研究指出，它是溶血性链球菌致上呼吸道感染后引起的一种反复发作的急性或慢性的全身结缔组织非细菌性炎症，以心脏、关节和皮肤损害最明显。本病症状为关节疼痛、肌肉疼痛、不规律性发热、皮肌炎、口腔溃疡等，最终可致人丧失劳动能力和生活自理能力，约50%的患者并发心脏病。

本病在中医学中属"痹证"范畴。

## 小方子精选

### 木瓜粥

成分 鲜木瓜1个（或干品20克），粳米50克，白糖少许。

制法 鲜木瓜洗净，剖切成4瓣（干品切片），水煎取汁。粳米淘净，与木瓜煎汁、白糖共置砂锅中，加水适量，煮熟即成。

功效 舒筋活络，和胃化湿。

适用 风湿性关节炎。

### 生姜鸡

成分 仔鸡1只，生姜100～250克，植物油适量。

制法 仔鸡宰杀，去毛、内脏，斩块。生姜洗净，切块。炒锅内放植物油烧热，放入鸡块、生姜块爆炒，加水适量，焖熟即成。

功效 散风寒，通血脉，补虚损。

适用 风湿性关节炎，症见关节冷痛、喜暖畏寒。

## 蜀羊泉炖狗肉

成分 狗大腿肉1000克，蜀羊泉50克，生姜片10克，胡椒粉3克，盐、味精、植物油各适量。

制法 蜀羊泉水煎2次，取汁1000毫升。狗大腿肉洗净，切成小块，与蜀羊泉煎汁、生姜片共置砂锅中，加水适量，用小火炖熟。再加入胡椒粉、盐、味精、植物油调味，稍煮即成。

功效 祛风除湿，通络止痛。

适用 风湿性关节炎。

## 参蒸鳝段

成分 鳝鱼1000克，熟火腿150克，党参10克，当归5克，葱、姜、盐、料酒、胡椒粉、味精、清鸡汤各适量。

制法 鳝鱼宰杀，去内脏，入沸水中焯后捞出，去黏液、头，再剁成5厘米长的段。熟火腿切成大片。锅内放葱、姜、料酒及适量水，煮沸后放入

鳝鱼段略烫捞出。将鳝鱼段整齐码在小盆中，上放熟火腿片及党参、当归、葱、姜、盐、料酒、胡椒粉、清鸡汤，盖好盖并密封。将鳝鱼盆上锅蒸1小时后取出，去葱、姜不用，加入味精调味即成。

功效 补虚损，除风湿。

适用 风湿性关节炎，症见腰膝酸软、筋骨疼痛等。

## 翠皮爆鳝丝

成分 鳝鱼1000克，西瓜皮200克，芹菜500克，泡辣椒50克，鸡蛋3个（取蛋清），清汤50毫升，猪油250克，姜丝、蒜丝、葱丝、盐、酱油、料酒、白糖、味精、胡椒粉、醋、淀粉、香油各适量。

制法 西瓜皮榨汁。泡辣椒切成4条。鳝鱼宰杀，取肉切丝，用1/2份西瓜皮汁、蛋清、盐、淀粉拌匀上浆。剩余西瓜皮汁、清汤、酱油、料酒、白糖、味精、胡椒粉、淀粉共置碗中，调成味汁。炒锅内放猪油烧至六成热，加入鳝鱼丝炒熟，捞出沥油。锅内留底油少许，放入芹菜、泡辣椒条、姜丝、蒜丝、葱丝一起翻炒。再倒入鳝鱼丝炒匀，淋入味汁。最后放入醋、香油，炒匀即成。

功效 补虚健骨，清暑疗痹。

适用 风湿性关节炎，症见病后消瘦

乏力、腰腿酸软、风湿肢体疼痛、屈伸不利。

## 枳椇果炖母鸡

**成分** 母鸡1只（约1000克），枳椇果30克，料酒、植物油各适量。

**制法** 母鸡宰杀，去毛、内脏，切块。炒锅内放植物油烧热，放入母鸡块，翻炒5分钟，加料酒焖烧8分钟，出香味时盛入大锅。大锅中加入枳椇果及适量水，先用大火煮沸，再改小火炖1小时，炖至鸡肉熟即成。

**功效** 祛风湿，补虚损。

**适用** 风湿性关节炎，老年患者尤宜食用。

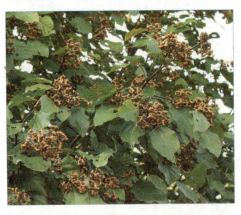

枳椇

## 老桑枝煲鸡

**成分** 母鸡1只（约500克），桑枝60克，盐适量。

**制法** 母鸡宰杀，去毛、内脏，与桑枝共置砂锅中，加适量水煲汤。汤熟后再加入盐调味即成。

**功效** 温经散寒，清热除湿。

**适用** 风湿性关节炎。

## 乌鱼枸汤

**成分** 乌鱼1条（约500克），枸杞子30克，鸡血藤10克。

**制法** 乌鱼宰杀，去鳞、内脏，在鱼身上划几刀。乌鱼与枸杞子、鸡血藤共置砂锅中，加水1000毫升，先用大火煎沸，再改小火煨1小时即成。

**功效** 活血舒筋，滋补肝肾。

**适用** 风湿性关节炎引起的关节屈伸不利。

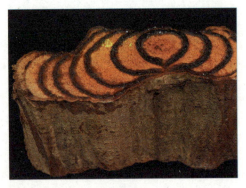

鸡血藤

## 母乌鸡羹方

**成分** 母乌鸡1只，淡豆豉、姜汁、花椒、葱末、酱油各适量。

**制法** 母乌鸡宰杀，去毛、内脏，入锅，加水煮熟后撕烂捣碎。放入淡豆豉、姜汁、花椒、葱末、酱油，煮作羹。

**功效** 除风湿，止疼痛。

**适用** 风湿性关节炎，症见关节筋骨疼痛、不能踏地。

## 乌鸡穿山龙

**成分** 母乌鸡1只，穿山龙15克，蒜汁、葱、姜、花椒、酱油各适量。

**制法** 穿山龙水煎2次，取汁700毫升。母乌鸡宰杀，去毛、内脏，与穿山龙煎汁共置砂锅中，加水煮熟。取碗一个，加入蒜汁、葱、姜、花椒、酱油调成味汁。鸡肉撕碎，蘸味汁食用。

**功效** 祛风湿，舒筋活络，活血止痛。

**适用** 风湿性关节炎。

## 当归羊肉汤

**成分** 羊肉90克，全当归、生姜各15克，桂枝9克，大枣10个（去核），盐适量。

**制法** 羊肉去脂油，切块。羊肉块与全当归、生姜、桂枝、大枣共置砂锅中，加水适量，煲2～3小时至羊肉熟。再加入盐调味即成。

**功效** 温经逐寒，养血通脉。

**适用** 风湿性关节炎。

## 川牛膝羊肉汤

**成分** 羊肉90克，川牛膝、枸杞子各12克，生姜及其他调料各适量。

**制法** 羊肉洗净，块片。羊肉片与川牛膝、枸杞子、生姜共置汤锅中，加水适量，用小火煮2～3小时至羊肉熟。再放入调料调味即成。

**功效** 养血强筋，活血通痹。

**适用** 筋脉失养型风湿性关节炎、类风湿关节炎。

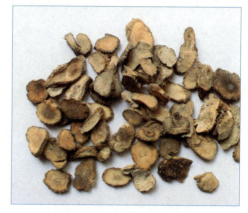

川牛膝

## 威灵仙蜇皮汤

**成分** 鲜海蜇皮60克，白芥子12克，胡椒6克，威灵仙15克，茯苓25克。

**制法** 鲜海蜇皮洗净。白芥子、胡椒装入纱布袋内，扎口。鲜海蜇皮与威灵仙、茯苓、药袋共置汤锅中，加水适量，用小火煮2～3小时即成。

**功效** 祛风除湿，消积化痰。

**适用** 风湿痰浊流注关节型痛风性关节炎、风湿性关节炎。

## 钻地风鸽肉汤

**成分** 白鸽1只，钻地风25克，海风藤15克，防风9克，生姜、大枣（去核）、盐各适量。

**制法** 白鸽宰杀，去毛、内脏，斩块。鸽肉块与钻地风、海风藤、防风、生姜、大枣共置汤锅中，加水适量，用小火煮2小时至鸽肉熟。再放入盐调味即成。

**功效** 祛风除湿，通络止痛。

**适用** 风湿侵袭经络型风湿性关节炎初期。

## 附子鹿筋汤

**成分** 鹿筋90克，猪蹄2个，熟附子9克，生姜片、大枣、盐各适量。

**制法** 鹿筋、猪蹄分别洗净，斩块。鹿筋块、猪蹄块、熟附子、生姜片、大枣共置汤锅中，加水适量，小火煮2～3小时，至口尝无麻辣感。再放入盐调味即成。

**功效** 温肾逐寒，强筋健骨，除寒散痹。

**适用** 风湿性关节炎。

## 菟丝子羊脊骨汤

**成分** 菟丝子18克，肉苁蓉25克，羊脊骨1条（连尾），白酒、盐各适量。

**制法** 菟丝子用白酒浸泡3日，取出晒干，捣为末。肉苁蓉用白酒浸泡一夜。羊脊骨洗净，斩块。肉苁蓉、羊脊骨块放入砂锅内，加水适量，小火煮2～3小时后放入菟丝子末。再加入盐调味即成。

**功效** 补肝肾，益精髓，强筋骨。

**适用** 风湿性关节炎。

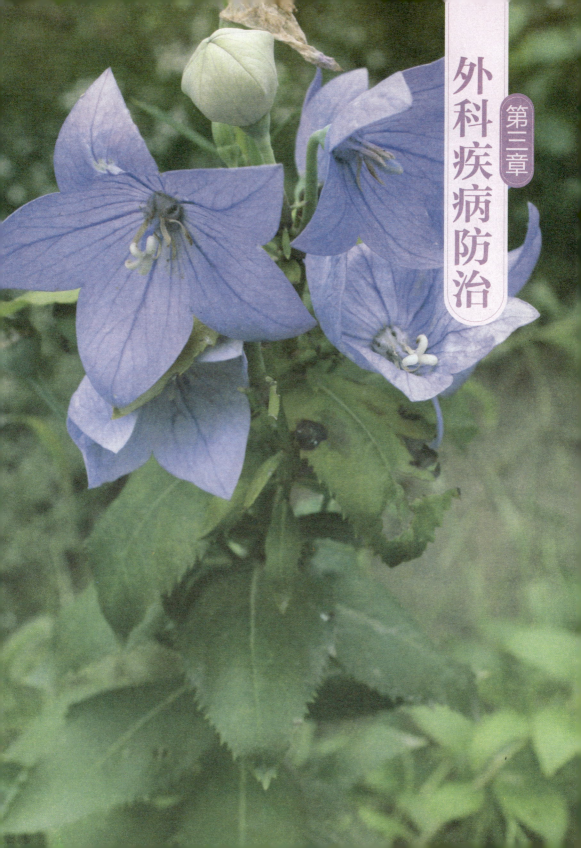

第三章

外科疾病防治

# 乳腺炎

乳腺炎指化脓性细菌侵入乳腺引发的炎症感染。急性乳腺炎常发生于哺乳期妇女，尤其是初产妇。急性乳腺炎初期若治疗得当，炎症可以吸收而痊愈，否则将形成脓肿。如果本病未彻底治愈，哺乳期反复发作，可致乳腺导管内形成坏死病灶，产生癌变。

急性乳腺炎在中医学中属"乳痈"范畴。

## 小方子精选

### 苍耳子炒鸡蛋

**成分** 苍耳子6克，鸡蛋2个，植物油适量。

**制法** 苍耳子去刺，炒黄，研为粉。鸡蛋打成蛋液，与苍耳子粉拌匀。炒锅内放植物油烧热，将鸡蛋炒熟即食。

**功效** 疏表，营卫，消肿。

**适用** 急性乳腺炎初期。

### 岗梅根煲鸭蛋

**成分** 岗梅根50克，青皮鸭蛋1个。

**制法** 岗梅根、青皮鸭蛋共置砂锅中，加水500毫升，煮至蛋熟。捞出青皮鸭蛋，去壳，再放入砂锅内煮15分钟，去岗梅根食用。

**功效** 清热解毒，活络消肿。

**适用** 急性乳腺炎初期。

### 巴豆仁鸡蛋

**成分** 巴豆16粒，鸡蛋1个。

**制法** 巴豆炒去油，装入有破口的鸡蛋内，锡纸封口，外用面团包裹，放入火炉内煨熟。去除面团及蛋壳，

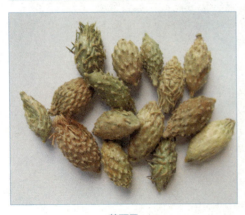

苍耳子

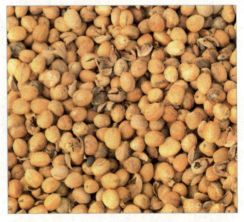

巴豆

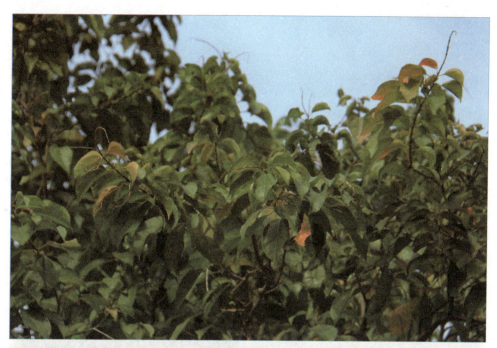

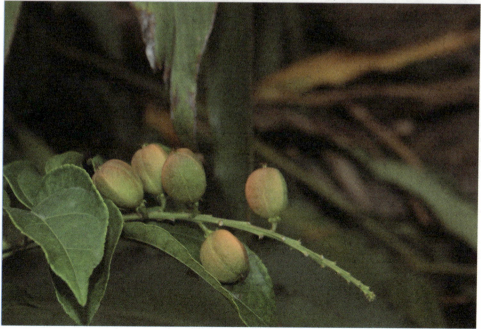

巴豆树

食鸡蛋。

**功效** 清热泻下，止痛。

**适用** 急性乳腺炎初期。

## 大飞扬草豆腐汤

**成分** 大飞扬草15～30克，豆腐2～3块，盐适量。

**制法** 大飞扬草、豆腐共置砂锅中，加水600毫升，煮至200毫升。再放入盐调味即成。

**功效** 清热解毒，通乳。

**适用** 急性化脓性乳腺炎初期及产妇排乳不畅、乳房胀痛等。

## 败酱薏苡仁汤

**成分** 薏苡仁50克，败酱草30克。

**制法** 薏苡仁、败酱草共置砂锅中，加水煎汤。

**功效** 消痈散结。

**适用** 急性化脓性乳腺炎。

## 理肝汤

**成分** 海带120克，绿豆250克，冰糖25克。

**制法** 海带泡软，切成5厘米长的段。绿豆入锅，加水煮沸后用大火焖煮5分钟。再放入海带段，煮至绿豆开花。最后放入冰糖调味，稍煮即成。

**功效** 清热解毒，软坚散结。

**适用** 急性化脓性乳腺炎初期。

## 蒲公英绿豆粥

**成分** 绿豆50～100克，蒲公英10克，冰糖适量。

**制法** 蒲公英水煎取汁。蒲公英煎汁与绿豆共煮为粥。再放入冰糖调味，稍煮即成。

**功效** 清热解毒，泻火利湿，消疮除烦。

**适用** 急性化脓性乳腺炎初期。

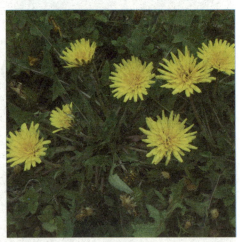
蒲公英

## 鲜橙汁冲米酒

**成分** 米酒15毫升，鲜橙汁100毫升。

**制法** 米酒兑入鲜橙汁内，搅匀即成。

**功效** 行气止痛。

**适用** 妇女哺乳期急性乳腺炎，症见乳汁排出不畅、乳房红肿、结硬疼痛等。

## 生虾壳粉

**成分** 生虾壳适量。

**制法** 生虾壳焙干，研为细末。沸水冲服，每次9克，每日早、晚各1次。

**功效** 收口敛疮。

**适用** 急性乳腺炎溃烂，日久不愈。

## 螃蟹爪尖

**成分** 螃蟹爪尖25克，陈酒适量。

**制法** 螃蟹爪尖炙干，研为末。分数次用陈酒送服。

**功效** 清热解毒，活血。

**适用** 乳腺炎初期。

# 胆囊炎、胆结石

　　胆囊炎是由于胆管内寄生虫或细菌感染、胆汁淤积或胰液反流、胆固醇代谢失调等引起的胆囊内膜炎症，也可由胆结石刺激引起。胆囊炎与胆结石互为因果，合称胆道疾病。

　　胆结石是一种常见病、多发病，随着年龄的增长，发病率也增高。其症状为右上腹顶端疼痛、恶心呕吐、发热、黄疸，常在饱食或进食油腻食物后发作。

　　胆囊炎和胆结石在中医学中属"胁痛""胃脘痛""腹痛""胆胀""黄疸"等范畴。

## 小方子精选

### 金钱银花炖瘦肉

**成分** 猪瘦肉600克，金钱草80克，金银花60克，料酒20毫升。

**制法** 金钱草、金银花装入纱布袋内，扎口。猪瘦肉洗净，切块。猪瘦肉块和药袋共置砂锅中，加水适量，用大火煮沸。倒入料酒，再改小火炖2小时，取出药袋不用，即可食用。

**功效** 清热解毒，化石。

**适用** 胆囊炎，胆管炎，预防胆结石。

### 玉米须茵陈蚌肉汤

**成分** 河蚌120克，玉米须45克，茵陈20克，盐适量。

**制法** 河蚌洗净，用沸水略煮，去壳取肉。河蚌肉与玉米须、茵陈共置砂锅中，加水适量，先用大火煮沸，再改小火煮1~1.5小时。最后加入盐调味即成。

**功效** 清热利湿。

**适用** 湿热型急性胆囊炎，胆道感染，胆结石，黄疸性肝炎。

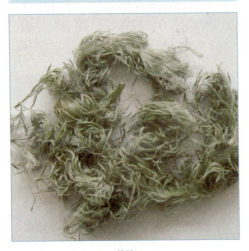

茵陈

### 女贞子枸杞汤

**成分** 猪瘦肉100克，女贞子20克，枸杞子30克。

**制法** 猪瘦肉洗净，切条。汤锅中放入猪瘦肉条、女贞子、枸杞子及适量水，用小火煮熟即成。

**功效** 养肝阴。

**适用** 肝阴虚型慢性胆囊炎，症见右胁隐痛不适、口干咽燥、烦躁。

### 苡仁金钱草汤

**成分** 猪瘦肉100克，薏苡仁10克，金钱草30克，水淀粉适量。

**制法** 猪瘦肉洗净，切成薄片，用水淀粉上浆。薏苡仁、金钱草共置砂锅中，加水适量，煮至薏苡仁烂熟时放入猪瘦肉片，再煮至肉熟即成。

**功效** 清热祛湿，排石。

**适用** 老年性胆囊炎、胆结石，症见口苦、胁痛、食欲不振、面目黄染。

### 佛手郁金粥

**成分** 粳米100克，佛手10克，广郁金15克，盐适量。

**制法** 粳米淘净。粳米与佛手、广郁金共置砂锅中，加水煮熟。再加入盐调味即成。

**功效** 疏肝利胆。

**适用** 慢性胆囊炎、胆结石，症见胁胀不适、右上腹疼痛。

### 金橘山楂粥

**成分** 粳米100克，金橘30克，山楂15克。

**制法** 粳米淘净，加水煮至八成熟。再加入金橘、山楂，煮熟即成。

**功效** 行气化食，消炎。

**适用** 胆囊炎、胆结石，症见右上腹胀痛、胁闷不适、食欲不振。

## 萝卜鸡内金粥

**成分** 粳米100克，白萝卜50克，佛手20克，鸡内金10克，生姜5片。

**制法** 粳米淘净。白萝卜、佛手分别洗净，切碎。鸡内金研为末。粳米与白萝卜碎、佛手碎共置砂锅中，加水煮熟，再放入鸡内金末、生姜，稍煮即成。

**功效** 理气消胀。

**适用** 慢性胆囊炎，胆结石。

## 溪黄草煲瘦肉

**成分** 猪瘦肉100克，溪黄草30克。

**制法** 猪瘦肉洗净，切条。猪瘦肉条与溪黄草共置砂锅中，加水适量，用小火煮至肉熟即成。

**功效** 清肝利胆。

**适用** 慢性胆囊炎、胆结石，症见口苦、胁肋胀痛不适、小便黄赤。

## 鲤鱼赤小豆陈皮汤

**成分** 鲤鱼1条（约500克），赤小豆100克，陈皮10克，盐适量。

**制法** 鲤鱼宰杀，去鳞、内脏、鳃，与赤小豆、陈皮加水同煮。煮至豆、鱼熟时加入盐调味即成。

**功效** 清热解毒，利水消肿。

**适用** 慢性胆囊炎、胆结石，症见胁

痛腹胀、身目黄染、小便短赤。

## 茵陈金钱草汤

**成分** 猪瘦肉100克，茵陈、金钱草各30克，盐适量。

**制法** 猪瘦肉洗净，切条。猪瘦肉条与茵陈、金钱草共置砂锅中，加水适量，先用大火煮沸，再改小火煮1小时。最后加入盐调味即成。

**功效** 清热，利湿，排石。

**适用** 慢性胆囊炎、胆结石，症见反复发热、右腹疼痛。

# 颈淋巴结结核

颈淋巴结结核是结核分枝杆菌感染所致，多见于儿童和青少年。病原体从口腔或鼻咽部（扁桃体）侵入，经淋巴管引流到达颈部、颌下淋巴结。本病发病缓慢，病程较长，颈部一侧或双侧淋巴结常在无任何自觉症状的情况下逐渐肿大，不及时治疗常自行破溃而难以收口。

本病在中医学中被称为"瘰疬"，破溃后被称为"鼠疮"，是情志不畅、肝气郁结或肝肾阴虚、痰热互结所致。

# 小方子精选

## 蚌肉发菜佛手汤

**成分** 蚌肉、琼枝各250克，发菜30克，佛手、陈皮各6克，蜜枣8个，盐、味精、香油各适量。

**制法** 蚌肉、琼枝、发菜、佛手、陈皮及蜜枣共置砂锅中，加水适量，先用大火煮沸，撇去浮沫，再改小火炖2小时。最后加入盐、味精、香油调味即成。

**功效** 清热消痰，软坚散结。

**适用** 颈淋巴结结核。

## 牡蛎面条

**成分** 面条200克，牡蛎肉50克，大蒜15克，盐适量。

**制法** 牡蛎肉洗净。大蒜洗净，切碎。面条加水煮至半熟，加入牡蛎

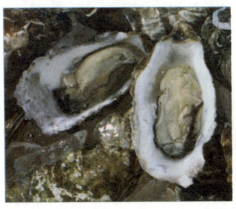

牡蛎

肉、大蒜碎稍煮至面条熟。再加入盐调味即成。

**功效** 敛阴潜阳，化痰软坚。

**适用** 颈淋巴结结核。

## 海带苡仁蛋汤

**成分** 海带条、薏苡仁各30克，鸡蛋3个，盐、胡椒粉、味精、猪油各适量。

**制法** 海带条、薏苡仁加水炖熟。鸡蛋打成蛋液。炒锅内放猪油烧热，将鸡蛋液炒熟。再倒入海带条薏苡仁汤。最后加入盐、胡椒粉、味精调味即成。

**功效** 软坚，强心，利湿，活血。

**适用** 颈淋巴结结核、高血压、冠心病等。

## 大蒜鸭蛋汤

**成分** 大蒜90克，鸭蛋2个。

**制法** 大蒜剥去皮。鸭蛋外壳洗净。上述2味入锅，加水煮至蛋熟，捞出鸭蛋去壳，再将鸭蛋放回锅中略煮即成。

**功效** 滋阴润肺，杀菌解毒。

**适用** 颈淋巴结结核（疼痛）初期。

## 海带牡蛎汤

**成分** 海带30克，牡蛎肉100克，猪

油、生姜片、料酒、盐、味精、肉汤各适量。

**制法** 海带、牡蛎肉放热水中浸泡，去杂质后放入碗中，上锅蒸1小时后取出。炒锅内放猪油烧热，放入生姜片煸香，倒入料酒、盐、味精、肉汤，再倒入海带、牡蛎肉，略煮即成。

**功效** 滋阴养血。

**适用** 颈淋巴结结核，甲状腺肿。

## 紫菜猪肉汤

**成分** 紫菜15克，猪瘦肉100克，盐、味精各适量。

**制法** 紫菜、猪瘦肉分别洗净，猪瘦肉切条。上述2味共置汤锅中，加水煮汤。猪瘦肉熟后，加入盐、味精调味即成。

**功效** 化痰软坚。

**适用** 颈淋巴结结核、甲状腺肿等。

## 栗壳猪肉汤

**成分** 带壳栗子500克，猪瘦肉250克。

**制法** 带壳栗子洗净。猪瘦肉洗净，切块。上述2味共置锅中，加水煎汤。食栗子、猪瘦肉，并喝汤。

**功效** 消瘰疬，补虚。

**适用** 颈淋巴结结核。

## 海藻龙须茶

**成分** 海藻、海带、紫菜、龙须菜各20克。

**制法** 海藻、海带、紫菜、龙须菜分别洗净，共置砂锅中，水煎10～15分钟，去渣取汁。

**功效** 消坚散凝。

**适用** 气滞痰瘀型颈淋巴结结核。

## 枇杷核汤

**成分** 枇杷核10～20克。

**制法** 枇杷核捣碎，加水适量，煎20分钟后取汁。适量饮服，每日2次。

**功效** 润肺，化痰，止咳。

**适用** 颈淋巴结结核，症见干咳少痰、痰较难出。

## 银花夏枯草茶

**成分** 金银花、夏枯草各50克。

**制法** 金银花、夏枯草分别用水稍冲洗干净，放入保温杯中。保温杯中冲入沸水，上盖闷10～15分钟，取汁代茶频饮。每日1剂，连服2周。

**功效** 清热，解毒，散结。

**适用** 热毒型颈淋巴结结核。

## 芋头丸

**成分** 荸荠、海蜇、芋头粉各500克。

**制法** 荸荠、海蜇水煎取浓汁。芋头粉与药汁倒入盆中，搅匀，制成绿豆大的丸子。用温开水送服，每次15克，每日2次。

**功效** 补虚，消瘰疬。

**适用** 颈淋巴结结核。

# 跌打损伤

跌打损伤主要指扭伤、挫伤。扭伤是在外力作用下，肢体和关节周围的筋膜、肌肉、韧带过度扭曲或牵拉，引起损伤或撕裂，多发生在关节及关节周围的组织。挫伤是钝性物体直接作用于人体组织，引起该处皮下组织、肌肉、肌腱等损伤。颈、肩、肘、腕、指间、膝、踝、腰等部位都可出现扭伤、挫伤。跌打损伤轻症者伤及肌肤，导致疼痛、肿胀或皮下出血等；重症者伤筋动骨，甚至伤及内脏。

## 小方子精选

### 炸芙蓉山茶

**成分** 鲜白山茶花40朵，鸡蛋6个（取蛋清），淀粉100克，白糖50克，植物油适量（实耗50毫升）。

**制法** 鲜白山茶花摘去花萼，晾干，保持花形。鸡蛋只取蛋清，放碗中，加淀粉、白糖及适量水，搅打成糊。炒锅内放植物油烧热，用筷子夹住白山茶花，裹上蛋清糊，逐个下油锅中炸至浅黄色，捞出即成。

**功效** 散瘀消肿，凉血止血。

**适用** 跌打损伤，烫伤。

### 鸡蛋两面针

**成分** 鸡蛋2个，两面针30克，红糖适量。

**制法** 鸡蛋、两面针共置砂锅中，加水适量，煮至蛋熟。捞出鸡蛋去壳，再放回砂锅内，加入红糖再煮5分钟，去渣即成。饮汤食蛋。

**功效** 活血通络，消肿止痛。

**适用** 一般性扭伤、挫伤。

### 归参牛膝猪腰

**成分** 猪腰500克，当归、党参、牛膝各10克，酱油、醋、姜丝、蒜末、香油各适量。

**制法** 猪腰切开，去臊腺，洗净。当归、党参和牛膝装入纱布袋内，扎口。上述4味共置砂锅中，加水适量，清炖至猪腰熟透，捞出猪腰切成薄片，装入盘中。再加入酱油、醋、姜丝、蒜末、香油即成。

**功效** 养血益气，补肾壮腰。

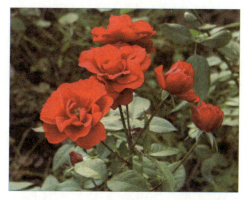
月季花

**适用** 跌打损伤，慢性腰扭伤。

## 扁豆花粥

**成分** 粳米50克，白扁豆花15克。

**制法** 粳米淘净，加水煮。粳米将熟时加入白扁豆花，略煮即食。

**功效** 祛瘀生新，消肿。

**适用** 跌打损伤。脾胃虚寒者慎服。

## 海棠花蒸茄子

**成分** 紫茄子3个，海棠花50克，蒜泥、盐、醋、香油各适量。

**制法** 海棠花水煎取汁。紫茄子洗净，去蒂，每个切几刀。紫茄子、海棠花煎汁共置蒸碗中，上锅隔水蒸熟。再加入蒜泥、盐、醋、香油拌匀即成。

**功效** 散瘀清热，凉血止血。

**适用** 跌打损伤。脾胃虚寒者慎服。

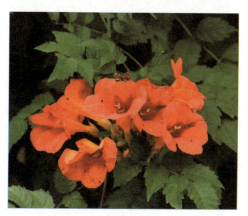
凌霄花

## 四花茶

**成分** 月季花、玫瑰花、凌霄花、桂花各等份，红糖适量。

**制法** 月季花、玫瑰花、凌霄花、桂花洗净后与红糖共置保温杯中。冲入沸水，盖紧杯盖闷5分钟。代茶饮用。

**功效** 活血化瘀，消肿止痛。

**适用** 跌打损伤。

## 童子鸡栀子花

**成分** 仔鸡1只，栀子花6朵，黄酒、冬笋片、香菇、味精、水淀粉、白糖、酱油、料酒、生姜片、葱白各适量。

**制法** 取栀子花花瓣，切成细末，放入碗中，加黄酒、味精、水淀粉及适量水拌匀，撒上白糖待其溶化。香菇用水泡发，切片。仔鸡宰杀，去毛、内脏，洗净，放入大碗中，加入白糖、酱油、料酒、生姜片、葱白，腌渍1小时。再加入冬笋片、香菇片，上锅蒸15分钟后取出。最后浇上栀子花花瓣汁，上锅蒸至鸡肉熟即成。

**功效** 消炎，止血，解毒。

**适用** 跌打损伤。脾虚便溏者忌服。

## 葛根炖金鸡

**成分** 小公鸡1只，葛根50克，姜丝、料酒、味精、盐、植物油各适量。

**制法** 葛根加水700毫升，水煎取汁500毫升。小公鸡宰杀，去毛、内脏，切块，放炒锅内用植物油稍煸。往炒锅中倒入葛根煎汁，再放入姜丝、料酒，用小火焖熟。最后放入味精、盐调味即成。

**功效** 活血解肌，补血壮筋。

**适用** 跌打损伤，落枕，脖颈疼痛。

## 鸡血藤酒

**成分** 鸡血藤、冰糖各60克，白酒500毫升。

**制法** 鸡血藤、冰糖浸入白酒中7日，滤渣取药酒。每次20毫升，每日2次。

**功效** 活血祛瘀，通络舒筋。

**适用** 上肢扭伤、挫伤。

## 羊血三七末方

**成分** 山羊血50克，三七10克，黄酒适量。

**制法** 山羊血、三七共研为细末。用黄酒冲服，每次0.3克，每日2次。

**功效** 活血化瘀，消肿止痛。

**适用** 外伤瘀血肿痛。

# 骨折

　　骨折指骨的完整性和连续性在外力的作用下受到破坏，失去了正常的生理功能。骨折通常分为闭合性骨折、开放性骨折、病理性骨折。闭合性骨折处的皮肤无明显损伤，折断的骨头与外界不相通，从外形上看不出骨折，但可看到局部形状的改变；开放性骨折又称复杂性骨折，骨折的局部皮肤破裂，骨折的断端与外界相通，骨折端露在外面；病理性骨折是骨骼在炎症、结核、肿瘤、发育异常、代谢异常等病理病变的基础上，遭受轻微外力而形成的骨折。

## 小方子精选

## 牛膝炖乌鸡

**成分** 乌鸡1只，牛膝30克，料酒、葱末、姜末、盐、五香粉、香油各适量。

**制法** 牛膝洗净后晒干，切片。乌鸡宰杀，去毛、内脏，洗净后放入砂锅中，加足量水，大火煮沸，撇去浮沫。再放入牛膝片、料酒、葱末、姜末，改用小火煨1小时，至鸡肉软烂。最后加入盐、五香粉和香油调味即成。

**功效** 补肝肾，强筋骨，活血通经。

**适用** 骨折。

## 猪骨头黄豆汤

**成分** 猪骨头1000克，黄豆250克，盐、姜末各适量。

**制法** 猪骨头、黄豆分别洗净，共置锅中，加水适量，用小火炖至黄豆熟。再加入盐、姜末调味即成。

**功效** 补中益气，养血健骨。

**适用** 骨折中后期调养。

## 骨碎补猪骨汤

**成分** 猪骨头1000克，骨碎补、丹参各30克，黄豆150克，料酒、葱末、姜末、盐、味精、五香粉、香油各适量。

**制法** 骨碎补、丹参分别去杂质，洗净后晒干，切碎，装入纱布袋内，扎口。黄豆去杂质，洗净，放入温水中浸泡1小时。猪骨头斩断，放入砂锅内，加水煮沸，撇去浮沫，放入药袋、黄豆、料酒，中火煲40分钟。取出药袋不用，加入葱末、姜末，改用小火煨至黄豆熟。再放入盐、味精、五香粉及香油调味即成。功效 接骨疗伤。

**适用** 骨折愈合迟缓者。

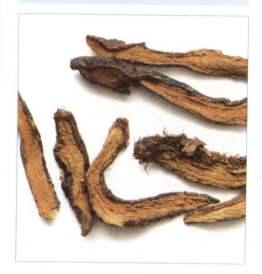

骨碎补

## 木瓜羊肉汤

**成分** 羊肉250克，木瓜30克，伸筋草15克，盐、味精、胡椒粉各适量。

**制法** 木瓜、伸筋草装入纱布袋内，扎口。羊肉洗净，与药袋共置砂锅中，加水共煮。待羊肉熟后，加入盐、味精、胡椒粉调味即成。

**功效** 舒筋活血，补气通络。

**适用** 骨折恢复后旧伤疼痛。内热或阴虚盛者慎服。

## 蟹肉粥

**成分** 粳米适量，河蟹2只，姜末、醋、酱油各适量。

**制法** 河蟹取肉及蟹黄。粳米淘净，加水煮熟。再放入蟹肉及蟹黄、姜末、醋、酱油，煮熟即成。

**功效** 滋养气血，接骨续筋。

**适用** 骨折。

## 三七炖鸡

**成分** 净母鸡1只（约1250克），三七5克，笋片、香菇、料酒、葱末、姜末、盐、味精、五香粉、香油各适量。

**制法** 三七晒干或烘干，切碎后研为细末。净母鸡腹部朝下放入砂锅中，加水适量，先用大火煮沸，撇去浮沫。加入笋片、香菇、料酒、葱末、姜末，改小火煨1.5小时，至鸡肉熟。加入三七末、盐、味精、五香粉搅匀，再次煨沸。最后淋入香油即成。

**功效** 散瘀止血，消肿定痛。

**适用** 骨折。

## 赤小豆红糖羹

**成分** 赤小豆100克，红糖20克。

**制法** 赤小豆洗净，放入砂锅中，加温水略浸泡后，先用大火煮沸，再改小火煨1小时。待赤小豆软烂时，加入红糖，改用小火煨成羹糊即食。

**功效** 散血解毒，活血散瘀。

**适用** 骨折。

# 血栓闭塞性脉管炎

血栓闭塞性脉管炎是一种动静脉的周期性、节段性炎症病变，是由血管发生闭塞引起的，是以局部组织缺血、肢体末端紫黑或溃烂甚至坏死、疮口经久不愈、趾（指）关节脱落为主要特征的一类慢性脉管疾病。

本病在中医学中属"脱疽"范畴。

## 小方子精选

### 山鸡桂红汤

**成分** 山鸡肉250克，桂枝10克，红花15克。

**制法** 山鸡肉洗净，放入砂锅内，加水烧沸，撇去浮沫，继续煮至八成熟。加入桂枝、红花，炖至鸡肉熟即成。

**功效** 温阳散寒，活血通络。

**适用** 阳虚寒凝型血栓闭塞性脉管炎，症见肢端发凉、疼痛、酸胀、麻木，以及间歇性跛行等。

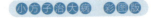

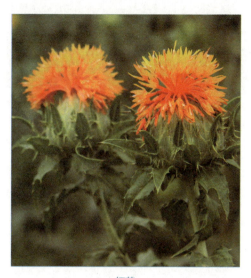
红花

**功效** 补气活血，行气止痛。

**适用** 脉络血瘀型血栓闭塞性脉管炎，症见患肢发凉、酸胀、麻木，间歇性跛行加重，患肢皮色暗红、紫红或青紫。

## 白斩羊肉片

**成分** 羊肉1000克，黄芪50克，盐、味精各适量。

**制法** 羊肉洗净，与黄芪同煮至肉烂，捞出。羊肉切成薄片，装盘，加入盐、味精调味即成。

**功效** 调益气血，补气托毒。

**适用** 气血两虚型血栓闭塞性脉管炎，症见身体消瘦虚弱、精神倦怠、面色苍白、头晕心悸、气短乏力、畏冷自汗等。

## 驴肉芪归汤

**成分** 驴肉250克，黄芪30克，当归15克。

**制法** 黄芪、当归装入纱布袋内，扎口。驴肉洗净，斩块，与药袋加水同煮，至驴肉熟即成。

**功效** 调益气血，活血托毒。

**适用** 气血两虚型血栓闭塞性脉管炎。

## 党芪鸡

**成分** 母鸡1只，黄芪、党参、山药、大枣各30克，料酒、盐等调料各适量。

**制法** 母鸡宰杀，去毛、内脏，洗净。黄芪、党参、山药及大枣塞入鸡腹内，加适量水及调料，隔水蒸熟即成。

**功效** 益气补血。

**适用** 气血两虚型血栓闭塞性脉管炎。

## 川芎黄芪粥

**成分** 糯米50克，川芎10克，黄芪15克。

**制法** 川芎、黄芪水煎20分钟，去渣取汁。糯米淘净，与药汁共置砂锅中，煮熟即成。

## 毛冬青汤

**成分** 猪蹄1个，毛冬青100克。

**制法** 猪蹄去毛及杂质，洗净。猪蹄与毛冬青共置砂锅中，加水3000毫升，煎取1000毫升。分5次饮汤食肉，每日2次。

**功效** 清热解毒，活血通脉。

**适用** 脉络瘀热型血栓闭塞性脉管炎。

## 莲子龙眼粥

**成分** 莲子、龙眼肉各15克，糯米30克。

**制法** 莲子用水泡发。糯米淘净。莲子、龙眼肉、糯米共置砂锅中，加水适量，煮熟即成。

**功效** 滋补强身，补血益心。

**适用** 气血两虚型血栓闭塞性脉管炎。

## 银花丹参茶

**成分** 丹参、黄柏、金银花各10克，绿茶20克。

**制法** 丹参、黄柏水煎20分钟，取汁。金银花、绿茶放入杯内，用药汁冲泡，稍温即饮。

**功效** 清热解毒，凉血化瘀。

**适用** 脉络热毒型血栓闭塞性脉管炎。

## 鲫鱼糯米粥

**成分** 鲫鱼150克，糯米50克，姜、盐各适量。

**制法** 鲫鱼宰杀，去鳞、内脏，洗净。糯米淘净。锅中加水烧沸，放入鲫鱼和糯米同煮熟。再加入姜、盐调味即成。

**功效** 除热毒，散恶血，消胀满，利小便。

**适用** 脉络热毒型血栓闭塞性脉管炎。

## 鸡丁饭

**成分** 鸡脯肉、糯米各250克，盐、葱、姜、料酒各适量。

**制法** 鸡脯肉切丁，加入盐、葱、姜、料酒拌匀，腌渍1小时。鸡脯肉、糯米共置锅中，加适量水，上火焖熟即成。

**功效** 温经益气。

**适用** 阳虚寒凝型血栓闭塞性脉管炎。

# 痔疮

痔疮是一种常见的肛肠疾病，指直肠末端黏膜下和肛管皮下的静脉丛发生扩大、曲张所形成的柔软静脉团。常见症状为肛门疼痛、大便出血、痔块脱出、瘙痒等。本病多见于成年人，病因包括便秘或腹泻、久坐或久站、嗜食刺激性食物、慢性结肠炎等。根据痔的发生部位不同，可分为内痔、外痔和混合痔。发生于肛门齿线以上者，称内痔；发生于肛门齿线以下者，称外痔；混合痔则指内外痔静脉丛曲张，相互沟通吻合，使内痔部分和外痔部分形成一个整体。

## 小方子精选

### 乌龟粥

**成分** 乌龟肉丁150克，粳米100克，蒜末、料酒、盐、醋、味精、胡椒粉、香油各适量。

**制法** 粳米淘净，与乌龟肉丁共置锅中，用大火烧沸，撇去浮沫，加入料酒、盐煮至粳米将熟。再加入蒜末、醋、味精、胡椒粉、香油，略煮即成。

**功效** 健脾利水。

**适用** 痔疮、水肿、湿疹等。

### 杏仁粥

**成分** 粳米50克，杏仁20个（去皮、尖），白糖适量。

**制法** 粳米淘净，加水煮。粳米将熟时放入杏仁，煮熟。再加入白糖调味即成。

**功效** 润肠通便。

**适用** 大便干燥、痔疮下血等。

### 丝瓜瘦肉汤

**成分** 丝瓜块250克，猪瘦肉片200克，葱段、盐、香油各适量。

**制法** 锅中加水烧沸，放入丝瓜块和猪瘦肉片，煮至瓜和肉熟。再加入葱段、盐、香油调味即成。

**功效** 清热利肠，解暑除烦。

**适用** 痔疮便血初期。

### 羊血米醋方

**成分** 羊血250克，米醋300毫升，盐少许。

**制法** 羊血洗净，切块，入沸水锅中煮沸，撇去浮沫。倒入米醋，煮熟后以盐调味即成。只吃羊血，不饮米醋汤。

**功效** 散瘀解毒，止血补血。

**适用** 内痔出血。

### 柿饼黑木耳

**成分** 黑木耳3～6克，柿饼30克。

**制法** 黑木耳用水泡发。黑木耳、柿饼共置砂锅中，加水煮沸，再用小火煮熟即成。

**功效** 滋阴凉血，润肠通便。

适用 痔疮，习惯性便秘。

## 乌鲤鱼白及汤

成分 乌鲤鱼1条，白及15克，大蒜、盐、味精各适量。

制法 乌鲤鱼宰杀，去鳞、内脏，洗净。乌鲤鱼与白及、大蒜共置砂锅中，加水煮至鱼肉熟。再加入盐、味精调味即成。

功效 化瘀止血。

适用 湿热型痔疮，症见肛门坠胀灼痛、便血、大便秘结等。

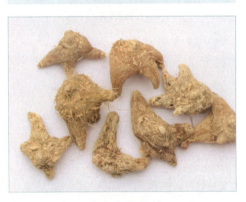

白及

## 双耳炖猪血

成分 猪血200克，水发黑木耳、水发银耳各75克，香菜10克，葱末、姜末、料酒、盐、猪油各适量。

制法 猪血洗净，切成厚片。水发黑木耳、水发银耳分别洗净，切片。香菜洗净，切段。炒锅内放猪油烧热，放入

葱末、姜末煸香，倒入料酒，加水500毫升，放入猪血片烧沸，撇去浮沫。再放入黑木耳片、银耳片、盐、炖熟，盛入碗内，撒上香菜段即成。

功效 养血，润肠，通便。

适用 痔疮便血日久。

## 大蒜烧鲇鱼

成分 鲇鱼1条，大蒜100克，葱段、生姜片、白糖、水淀粉、骨头汤、植物油各适量。

制法 鲇鱼宰杀，去鳃、内脏，洗净后切块。炒锅内放植物油烧热，放入大蒜、葱段、生姜片煸香，放入鲇鱼块，倒入骨头汤，炖至鱼熟。再加入白糖搅匀，将鱼、大蒜捞出放于盘内。将水淀粉倒入汤锅内，煮沸，浇在鱼肉上即成。

功效 滋阴养血，补气。

适用 五痔下血，肛门疼痛。

## 泥鳅汤

成分 泥鳅250克，桔梗、地榆、槐角、诃子、罂粟壳各3克。

制法 泥鳅宰杀，去内脏，洗净后入锅。锅中加入桔梗、地榆、槐角、诃子、罂粟壳，煮汤服。

功效 清热凉血，涩肠固脱。

适用 痔疮下坠。

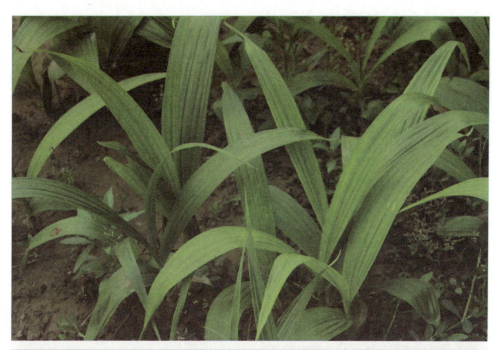

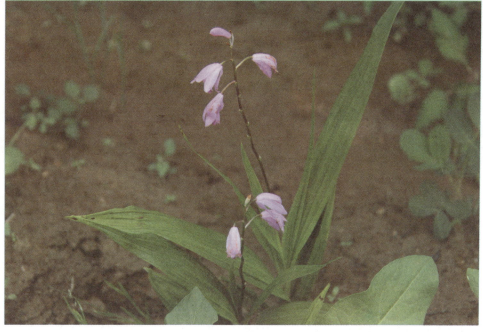

白及

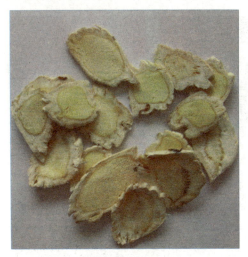
桔梗

## 疝气

腹腔内脏器经腹壁肌肉薄弱处向体表突出称疝气。本病可分为腹股沟疝、股疝、脐疝和白线疝等。其基本特征是患处出现包块，自觉有局部坠胀感，包块可随卧位或用手压迫而消失。如果包块肿痛且不能还纳腹内，就意味着有嵌顿。

中医学认为，疝气与气滞、寒湿、气虚有关，药食调治宜疏肝理气，温化寒湿，补中益气。

### 小方子精选

#### 小茴香煎蛋

（成分）小茴香15克，青皮鸭蛋2个，盐4克，植物油、米酒各适量。

（制法）小茴香和盐一同炒熟，研为末。青皮鸭蛋打入碗中，撒入小茴香盐末，用热植物油煎成蛋饼。晚上临睡时用温米酒送服。

（功效）行气止痛，消肿散结。

（适用）小肠疝气，鞘膜积液。

#### 吴茱萸粥

（成分）吴茱萸3克，生姜2片，葱白2根，粳米50克。

（制法）吴茱萸研为细末。粳米淘净，加水煮至将熟。再放入吴茱萸末及生姜、葱白，煮熟即成。

（功效）温脾，暖胃，止痛，止呕。

（适用）疝气引起的腹痛。

#### 金橘甜汤

（成分）柚子核15克，柑核30克，金橘2个，白糖适量。

（制法）柚子核、柑核分别洗净。金橘切开，分成多瓣。上述3味共置砂锅中，加水适量，用小火煎煮1小时，去渣取汁。再加入白糖调味即成。

（功效）益胃润肺，理气缓急。

（适用）疝气疼痛。

#### 桂香炖麻雀

（成分）肉桂3克，小茴香、胡椒各6

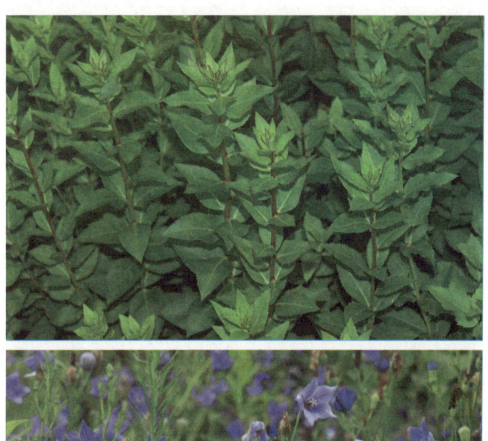

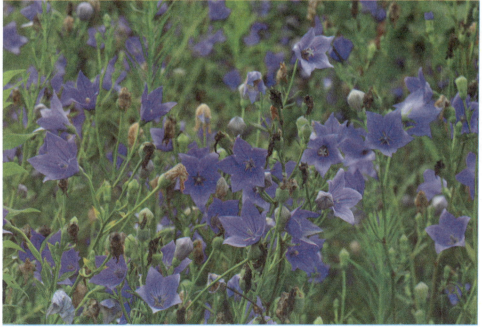

桔梗

克，砂仁5克，麻雀6只，盐适量。

**制法** 麻雀宰杀，去毛、内脏，洗净。肉桂、小茴香、胡椒及砂仁分别研为末，混合后塞入麻雀腹内。麻雀放蒸碗内，上锅蒸3小时至熟，加入盐调味即成。分2～3次食用。

**功效** 温肾散寒，行气止痛。

**适用** 小儿疝气疼痛。

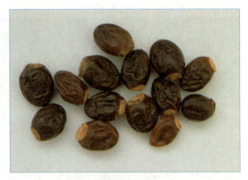

荔枝核

## 猪肉茴香丸子

**成分** 猪瘦肉200克，小茴香15克，料酒、姜汁、盐各适量。

**制法** 猪瘦肉洗净，剁成肉泥，放到盆中。小茴香研为细末，撒在肉上。再往盆中加入料酒、姜汁、盐，搅匀，制成丸子坯。丸子坯用水煮熟即成。佐餐食用。

**功效** 消肿，顺气。

**适用** 小儿疝气，阴囊肿大。

## 荔枝核粥

**成分** 粳米50克，荔枝核30克。

**制法** 荔枝核水煎取汁。粳米淘净，与荔枝核煎汁共置砂锅中，加水适量，煮熟即成。随意食用。

**功效** 理气止痛。

**适用** 疝气疼痛。

## 茴香红糖粥

**成分** 粳米50克，小茴香30克，盐、红糖各适量。

**制法** 小茴香入锅炒黄，研为细末。粳米淘净，加水适量，煮成稀粥。粥中放入小茴香末、红糖，稍煮。再加入盐调味即成。每日睡前适量食用。

**功效** 温肾散寒，理气止痛。

**适用** 疝气。

## 胡椒羊肉汤

**成分** 羊肉500克，胡椒、盐、生姜各适量。

**制法** 羊肉洗净，切片。生姜洗净，切片。羊肉片、胡椒、生姜片共置砂锅中，加水适量，煮至羊肉熟。再加入盐调味即成。食肉喝汤。

**功效** 益气补虚，暖下散寒。

**适用** 虚寒型疝气。

# 脱肛

脱肛又称肛管直肠脱垂，是一种直肠黏膜、肛管、直肠和部分乙状结肠向下移位，脱出肛门外的疾病。仅黏膜下脱者，称不完全脱垂；直肠全层脱出者，称完全脱垂。脱出部分在肛管直肠内者，称内脱垂；脱出部分在肛门外者，称外脱垂。

中医学认为，脱肛是气虚下陷、不能收摄所致。

## 小方子精选

### 蒜子煨大肠

**成分** 猪大肠250～300克，冬菜30克，大枣、姜末、葱末各10克，盐、味精、蚝油、淀粉、胡椒粉、香油、植物油各适量。

**制法** 猪大肠洗净，切花刀，改成小节。大枣洗净，用水泡发。猪大肠与冬菜、大枣、姜末、盐、味精、蚝油、淀粉、胡椒粉、植物油共置蒸碗内，拌匀，入锅蒸熟。取出蒸碗，撒上葱末，淋入香油即食。

**功效** 补虚，润肠燥。

**适用** 脱肛。

### 猪肉海参汤

**成分** 猪瘦肉250克，海参30克，葱段、盐、味精各适量。

**制法** 猪瘦肉洗净，切丝。海参用水泡发，切片。锅内加水烧沸，放入猪瘦肉丝，煮沸后撇去浮沫，加入海参片稍煮。再放入葱段、盐、味精，稍煮即成。

**功效** 滋阴养血，益气润肠。

**适用** 脱肛。

### 清炒鳝丝

**成分** 鳝鱼300克，蒜苗100克，橄榄油20毫升，料酒、盐、葱丝、姜丝、香油各适量。

**制法** 鳝鱼宰杀，切丝，入沸水中烫去血污，捞出。蒜苗洗净，切段。炒锅内倒入橄榄油烧热，放入蒜苗段、葱丝、姜丝爆炒，加入鳝鱼丝煸，再加入料酒、盐炒熟。最后淋入香油，出锅即成。

**功效** 补气养血，升提举陷。

**适用** 老年性脏器下垂，如胃下垂、脱肛等。

# 丹毒

丹毒是一种皮肤突然发红，色如涂丹的急性感染性疾病。它是皮肤及其网状淋巴管发生的急性炎症，是溶血性链球菌从皮肤、黏膜的细小伤口处入侵所致。其蔓延速度很快，但很少有坏死或者化脓。发于胸腹腰胯者，称"内发丹毒"；发于头面部者，称"抱头火丹"；发于小腿足部者，称"流火"或"腿游风"。

## 小方子精选

### 黄瓜土豆茯蛇粥

**成分** 乌梢蛇250克，鲜黄瓜500克，大枣10个，土茯苓100克，生姜片30克，赤小豆60克。

**制法** 乌梢蛇剥皮，去内脏，放入碗中，上锅蒸熟，取肉去骨。鲜黄瓜洗净，切片。大枣去核，切碎。土茯苓、生姜片一起水煎1小时，去渣取汁，用药汁与大枣、赤小豆同煮。赤小豆熟后放入乌梢蛇肉、鲜黄瓜片，略煮即成。

**功效** 清热解毒，除湿化瘀。

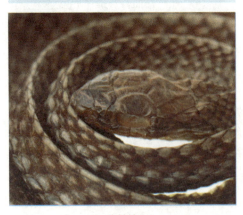

乌梢蛇

**适用** 丹毒、热疮毒、烂疮等。注意：食粥期间忌饮茶。

### 油菜扒鸡肾

**成分** 鸡肾、油菜各100克，生姜片、蒜片各10克，蚝油10毫升，盐、白糖、水淀粉、香油、植物油各适量。

**制法** 鸡肾洗净，切花刀。油菜去老叶，保留菜心。炒锅内放植物油烧热，放入一半的生姜片、蒜片煸香，再放入油菜心爆炒，加入盐、白糖炒透后用水淀粉勾芡，出锅摆入盘内。另起锅下油，放入另一半的生姜片、蒜片煸香，倒入鸡肾，放入蚝油、盐爆炒至鸡肾熟，用水淀粉勾芡，淋入香油，出锅倒在油菜心上即成。

**功效** 补中益气，通利肠胃，清解热毒。

**适用** 丹毒。

### 苍术膏

**成分** 苍术300克，蜂蜜200毫升。

**制法** 苍术加水浸泡2小时，水煎3次，每次30分钟，合并三煎汁，然后用小火收汁至200毫升。放入蜂蜜，继续用小火熬至膏状即成。沸水冲服，每次50克，每日3次。

**功效** 清热，化湿，解毒。

**适用** 下肢丹毒反复发作。

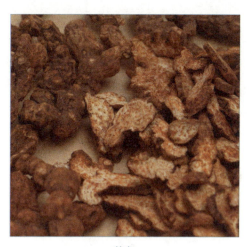
苍术

# 痈、疖

　　痈是多个相邻的毛囊及其所属皮脂腺或汗腺的急性化脓性感染。致病菌为金黄色葡萄球菌。痈的特点是局部光软无头、红肿、灼痛，结块范围多在6～9厘米，发病迅速，易肿，易脓，易溃，易敛，或伴有恶寒、发热、口渴等全身症状。痈多见于成年人，常发生在颈、背等皮肤较厚韧的部位。颈部痈俗称"对口疮"，背部痈俗称"搭背疮"。

　　疖是一个毛囊及其所属皮脂腺的急性化脓性感染。致病菌大多为金黄色葡萄球菌和表皮葡萄球菌。疖常发生于毛囊和皮脂腺丰富的部位，如颈、头、面部、背部、腋部、会阴、小腿等。初起为毛囊性炎症性丘疹，

后渐增大，呈红色硬性结节，有疼痛及压痛。

## 小方子精选

### 生油鸡蛋炖香菜汁

**成分** 鲜香菜适量，鸡蛋2个（取蛋清），生油30毫升。

**制法** 鲜香菜洗净，捣烂，绞汁30毫升。蛋清与香菜汁、生油和匀，上锅炖熟后服。

**功效** 养阴补虚。

**适用** 疖。

### 生地瘦肉汤

**成分** 生地黄、猪瘦肉各30克。

**制法** 生地黄、猪瘦肉分别洗净，切块。生地黄块、猪瘦肉块共置砂锅中，加适量水煮沸，撇去浮沫，再改小火煲1.5小时，至猪肉熟即成。分多次食完。

**功效** 养阴补虚。

**适用** 疖。

### 夏枯草煲瘦肉

**成分** 夏枯草15克，猪瘦肉100克，盐少许。

**制法** 猪瘦肉洗净，切块，入沸水中焯一下。夏枯草、猪瘦肉块共置砂锅

中，加适量水煮至猪肉熟。再加入盐
调味即成。

**功效** 清热，补虚。

**适用** 疖。

## 鲤鱼绿豆汤

**成分** 鲤鱼1条（100~150克），绿
豆100克。

**制法** 鲤鱼宰杀，去鳞、内脏，洗
净。绿豆洗净。鲤鱼、绿豆共置锅中，
加水适量，煮至鱼熟豆烂即成。

**功效** 清热解毒。

**适用** 毛囊炎。

## 三豆汤

**成分** 绿豆、黑豆、赤小豆各15克，
甘草9克。

**制法** 绿豆、黑豆、赤小豆分别洗
净。上述3味与甘草共置砂锅中，加
水适量，煮至豆烂即成。

**功效** 消肿透脓。

**适用** 痈。

## 野鸭粥

**成分** 野鸭肉200克，猪五花肉50
克，大白菜100克，糯米150克，料酒
10毫升，葱头、姜块、盐、香油、味
精、肉汤各适量。

**制法** 大白菜洗净，切丝。野鸭肉、
猪五花肉分别洗净，切丁，放入碗
内，加入料酒、葱头、姜块、盐，上
锅蒸熟后，剔去鸭骨，拣出葱头和姜
块。糯米淘净，放入锅中，加肉汤上
火烧沸，加入大白菜丝和蒸好的野鸭
肉及猪五花肉，小火略煮。最后加入
香油、味精调味即成。

**功效** 补中益气。

**适用** 疖、水肿等。

## 梧桐叶粥

**成分** 鲜梧桐叶100克，粳米50克。

**制法** 鲜梧桐叶洗净，水煎2次，混
合两煎汁共300毫升。粳米淘净，与梧
桐叶煎汁共置砂锅中，煮熟即成。

**功效** 消肿透脓。

**适用** 痈。

## 生黄芪大枣粥

**成分** 粳米100克，生黄芪、大枣各
30~60克，红糖30克，陈皮末1克。

**制法** 生黄芪、大枣水煎取汁。粳米
淘净，与药汁、红糖共置砂锅中，加
水适量，煮熟。再放入陈皮末，稍煮
即成。

**功效** 补虚，收敛。

**适用** 痈，症见久溃不收口。

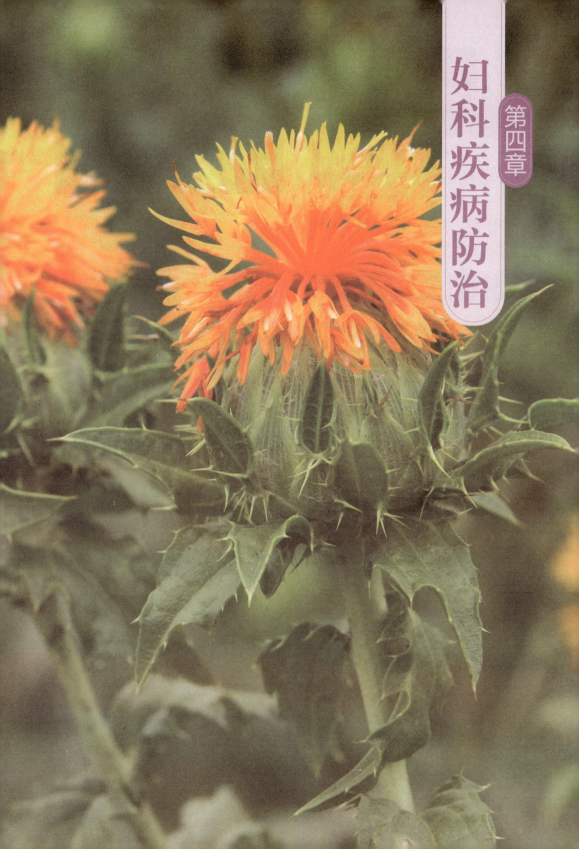

# 月经不调

月经不调又称月经失调，指女性月经周期、经量、经色、经质出现异常改变，可伴有月经前、经期时的腹痛及其他全身症状。月经不调与女性生活作息无规律，过度减肥、节食，情绪抑郁、焦虑，子宫肌瘤等因素有关。

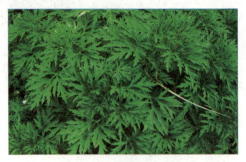

益母草

## 小方子精选

### 凉拌马兰头

**成分** 鲜马兰头200克，卤香干2块，味精、白糖、盐、香油各适量。

**制法** 鲜马兰头择洗干净，用沸水焯1分钟，捞出过凉水，沥水后切成碎末，装盘。卤香干切成碎末，拌入马兰头碎末中。再加入味精、白糖、盐、香油调味，拌匀即成。

**功效** 清热凉血。

**适用** 血热型月经不调。

### 益母草汁粥

**成分** 粳米100克，鲜益母草汁10毫升，鲜藕汁40毫升，鲜生地黄汁40毫升，生姜汁、蜂蜜各适量。

**制法** 粳米淘净，加水煮。粳米将熟时倒入鲜益母草汁、鲜藕汁、鲜生地黄汁、生姜汁，煮熟。待粥稍温，放

入蜂蜜即成。

**功效** 滋阴，养血，调经，消瘀，解渴，除烦。

**适用** 妇女月经不调、产后血晕、恶露不净、瘀血腹痛等。脾虚腹泻者忌用。吃粥期间忌食葱、韭菜。

### 乌鸡茯苓汤

**成分** 乌鸡1只，茯苓9克，大枣10个。

**制法** 乌鸡宰杀，去毛、内脏，洗净。茯苓、大枣塞入鸡腹内，用线缝合。乌鸡放入砂锅内，加水煮熟，去药渣不用。食肉饮汤。

**功效** 补气，益血，调经。

**适用** 气虚型月经不调。

### 豆豉羊肉汤

**成分** 羊肉100克，生姜片15克，淡豆豉50克，盐适量。

**制法** 羊肉洗净，切片。羊肉片与

生姜片、淡豆豉共置砂锅中，加水适量，煮至羊肉熟。再加入盐调味即成。月经前10日内食用，每日1次，连服3～5日。

**功效** 温经散寒。

**适用** 血寒型月经不调。

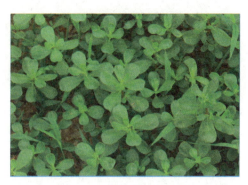

马齿苋

### 金针炖甲鱼

**成分** 甲鱼1只（约500克），猪瘦肉200克，金针菜30克，黑木耳15克，盐适量。

**制法** 甲鱼宰杀，去壳、内脏及黑膜，斩块。猪瘦肉洗净，切块。金针菜择洗干净。黑木耳用水泡发，洗净。上述4味共置炖盅内，加适量沸水，隔水炖2～3小时。再加入盐调味即成。

**功效** 滋阴降火，补肾和血。

**适用** 月经不调。脾胃虚寒者不宜多食。

### 鸡蛋马齿苋汤

**成分** 马齿苋250克，鸡蛋2个。

**制法** 马齿苋洗净，切段。鸡蛋洗净蛋壳。上述2味共置锅中，加水煮至蛋熟。捞出鸡蛋，去壳，再入锅中煮三五分钟即成。食蛋饮汤。

**功效** 清热，凉血调血。

**适用** 血热型月经不调。

### 红花糯米粥

**成分** 糯米100克，红花、当归各10克，丹参15克。

**制法** 红花、当归和丹参水煎取汁。糯米淘净，与药汁共煮，煮熟即成。空腹服用。

**功效** 养血，活血，调经。

**适用** 血虚血瘀所致月经不调。

### 鸡血藤黑豆瘦肉汤

**成分** 猪瘦肉120克，鸡血藤、黑豆各30克，盐适量。

**制法** 猪瘦肉洗净，切片。猪瘦肉片与鸡血藤、黑豆共置砂锅中，加水适量，先用大火煮沸，再改小火煲2小时。最后加入盐调味即成。

**功效** 养血活血，调经止痛。

**适用** 血虚瘀阻型痛经、月经不调，症见面色苍白、经行腹痛、月经量少有血块甚或闭经。

# 痛经

凡在经期及经行前后，发生明显下腹部疼痛或腰酸痛等不适，影响生活及工作者均称痛经。痛经可由多种因素引起，如原发性痛经、子宫内膜异位症、盆腔炎、宫颈粘连、宫内异物等。

中医学认为，痛经病因有二：一是虚证，因气血虚弱或肝肾亏损造成，即"不荣则痛"，治疗时宜补气血或滋肝肾；二是实证，因气血运行不畅造成，即"不通则痛"，治疗时宜祛瘀止痛。

## 小方子精选

### 当归红花瘦肉汤

**成分** 猪瘦肉250克，当归12克，红花10克，大枣4个，盐适量。

**制法** 猪瘦肉洗净，切片。大枣去核。猪瘦肉片与当归、红花、大枣共置砂锅中，加水适量，先用大火煮沸，撇去浮沫，再改小火煲2小时。最后加入盐调味即成。

**功效** 养血活血，调经止痛。

**适用** 血虚瘀滞型月经不调，痛经。

### 乌鸡椒姜汤

**成分** 公乌鸡500克，胡椒6克，陈皮、高良姜各3克，盐适量。

**制法** 公乌鸡宰杀，去毛、内脏，洗净，放沸水中焯去血水。公乌鸡、胡椒、陈皮、高良姜共置砂锅中，加水没过所有药材，以小火炖至鸡肉熟后，加入盐调味即成。

**功效** 补益气血。

**适用** 气血虚弱型痛经。

### 苏茴荷包蛋

**成分** 鸡蛋2个，紫苏梗、小茴香各3~5克，盐适量。

**制法** 紫苏梗、小茴香装入纱布袋内，扎口，入锅，加水煮沸。打入鸡蛋，煮成荷包蛋。再加入盐调味即成。经前及经期服用，每日1次。

**功效** 行气，活血，止痛。

**适用** 气滞血瘀型痛经。

### 艾叶生姜煲鸡蛋

**成分** 鸡蛋2个，艾叶10克，生姜15克。

**制法** 艾叶、生姜、鸡蛋共置砂锅中，加水500毫升，煮至蛋熟。捞出鸡蛋，去壳，再入锅中煮3~5分钟即成。月经首日开始服，饮汁吃蛋，每晚1次，连服5日。

**功效** 温经，散寒，止痛。

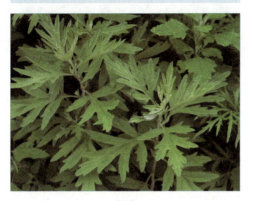

艾叶

## 五香鳙鱼

成分 鳙鱼500克，肉桂5克，桃仁10克，干姜8克，清汤1000毫升，胡椒、香菜、盐、植物油各适量。

制法 鳙鱼宰杀，去鳞、鳃、内脏，用植物油煎至两面微黄。鱼锅内放入肉桂、桃仁、干姜、胡椒、香菜，倒入清汤，煮沸后以小火煎20分钟。再加入盐调味，佐餐食。

功效 益血，除寒，止痛。

适用 血虚血寒型痛经。

## 艾山甲瘦肉汤

成分 猪瘦肉250克，艾叶30克，炮穿山甲15克，大枣4个（去核），盐、味精各适量。

制法 猪瘦肉洗净，切块。猪瘦肉块与艾叶、炮穿山甲、大枣共置砂锅

中，加水适量，先用大火煮沸，撇去浮沫，再改小火煲2小时。最后加入盐、味精调味即成。

功效 温经散寒，祛瘀止痛。

适用 瘀滞寒凝型痛经。

## 莱菔子粥

成分 莱菔子10克，粳米50克。

制法 莱菔子炒黄，研为末。粳米淘净，与莱菔子末共置砂锅中，加水适量，煮熟即成。经前2日开始服，每日早、晚各1次，连服5日。

功效 疏肝理气，调经止痛。

适用 肝郁气滞型痛经。

## 桃仁莲藕瘦肉汤

成分 莲藕250克，猪瘦肉120克，桃仁12克。

制法 莲藕去节、外衣后，切段。猪瘦肉洗净，切块。莲藕段与猪瘦肉块、桃仁共置砂锅中，加水适量，煮沸后用小火煲2~3小时即成。

功效 活血化瘀，通经止痛。

适用 血瘀型痛经，崩漏。

## 阿胶糯米粥

成分 阿胶30克，糯米50克。

制法 阿胶捣碎，炒黄，研为末。

糯米淘净，加水煮熟，放入阿胶末搅匀即成。

**功效** 补益气血。

**适用** 气血虚弱型痛经，症见经前或经后下腹隐痛、平素体虚、面色偏白、肢体麻木、头晕健忘、少气懒言、食欲不振。

# 闭经

闭经指不来月经。女性年满18周岁而月经尚未来潮者，称原发性闭经；有过月经来潮，又停经6个月以上者，称继发性闭经。妊娠期、哺乳期暂时性的停经，绝经期的停经或有些少女初潮后一段时间内有停经现象，均属正常生理现象，不属于闭经范畴。闭经病因复杂，可由先天性无子宫、贫血、慢性肾炎、糖尿病、疲劳等多种因素引起。

本病在中医学中被称为"月经不来""月事不通""女子不月"等。中医学认为，闭经病因与冲任失调、气血失调有关。

## 小方子精选

### 杞子兔肉汤

**成分** 兔肉250克，枸杞子30克，

盐、味精各适量。

**制法** 兔肉洗净，切块。兔肉块、枸杞子共置砂锅中，加水适量，先用大火煮沸，再改小火煮2~3小时至肉烂。最后加入盐、味精调味即成。

**功效** 补肝肾，调经。

**适用** 肝肾不足型闭经。

### 马鞭草蒸猪肝

**成分** 猪肝100克，鲜马鞭草60克。

**制法** 猪肝洗净，切片。鲜马鞭草洗净，切成小段。上述2味混匀装盘，上锅隔水蒸熟即成。

**功效** 清热解毒，活血散瘀。

**适用** 血热血瘀型闭经。

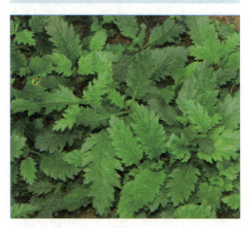
马鞭草

### 甲鱼瘦肉汤

**成分** 甲鱼1只，猪瘦肉100克，生

地黄30克，盐适量。

**制法** 甲鱼宰杀，去头、足、内脏，洗净。猪瘦肉洗净，切块。甲鱼与猪瘦肉块、生地黄共置砂锅中，加水适量，先用大火煮沸，再改小火炖2～3小时至肉烂。最后放入盐调味，稍煮即成。

**功效** 养阴，清热，调经。

**适用** 阴虚血燥型闭经。

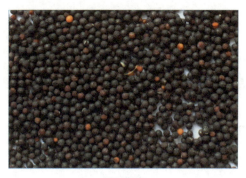
王不留行

### 老母鸡木耳大枣汤

**成分** 老母鸡1只，黑木耳15克，麦冬30克，大枣15个，盐适量。

**制法** 老母鸡宰杀，去毛、内脏。黑木耳用水泡发，洗净，撕成小朵。老母鸡与黑木耳、麦冬、大枣共置砂锅中，加水适量，先用大火煮沸，再改小火炖1～2小时至鸡肉熟。最后加入盐调味即成。

**功效** 养阴，清热，调经。

**适用** 阴虚血燥型闭经。

### 王不留行炖排骨

**成分** 猪排骨250克，王不留行30克，茜草、牛膝各15克。

**制法** 王不留行、茜草和牛膝装入纱布袋内，扎口。猪排骨洗净，斩段，与药袋共置砂锅中，加水炖熟，去药袋不用。饮汤食肉，每日1剂。

**功效** 活血化瘀，理气通经。

**适用** 气滞血瘀型继发性闭经。

### 菠菜猪肝汤

**成分** 菠菜200克，猪肝100克，生姜片、料酒、淀粉、盐、老抽、植物油各适量。

**制法** 菠菜择洗干净，切成长段。猪肝洗净，切块，用料酒、淀粉、盐、老抽稍腌渍。锅中加水，放入生姜片、植物油，烧沸后放入菠菜，煮至菜变深色。再加入猪肝块煮熟。最后加入盐调味即成。

**功效** 补血。

**适用** 血虚型闭经。

### 鸡血藤鸡蛋

**成分** 鸡血藤40克，鸡蛋2个，白糖20克。

**制法** 鸡血藤、鸡蛋共置砂锅中，加水煮至鸡蛋熟。滤去药渣，剥去蛋壳，往锅中加入白糖，稍煮即成。食蛋饮汤。

**功效** 行气补血，舒筋活络。

**适用** 气血亏虚型月经不调，闭经。

## 山药内金散

**成分** 山药90克，鸡内金30克，黄酒适量。

**制法** 山药、鸡内金分别烘干，共研为细末。用黄酒送服，每次12克，每日2次。

**功效** 健脾补肾，养血通脉。

**适用** 气血虚弱型闭经。

# 功能失调性子宫出血

功能失调性子宫出血（简称"功血"）指妇女不规则阴道出血，多因卵巢功能异常引起，但无生殖器官的器质性病变。机体内外因素，如过度紧张、环境改变、营养不良、代谢紊乱等，通过大脑皮质引起下丘脑－垂体－卵巢轴的调节机制失常，进而影响到子宫内膜，可导致本病发生。其症状为子宫不规则出血，如经期紊乱、月经量多或淋漓不尽、月经先期等。

本病在中医学中属"崩漏"范畴。

# 小方子精选

## 胶艾炖羊肉

**成分** 嫩羊肉250克，阿胶（打碎）、艾叶各12克，生姜4片，盐、味精各适量。

**制法** 嫩羊肉洗净，切块。嫩羊肉块与阿胶、艾叶、生姜共置炖盅内，加适量沸水，炖盅加盖，隔水炖3小时。再加入盐、味精调味即成。

**功效** 养血补肝，固崩止血。

**适用** 虚寒型无排卵性功血，症见体倦乏力，腰膝酸软，经行量多、色淡红、淋漓不尽，头晕心悸，面色无华。

## 木耳粥

**成分** 黑木耳5克，大枣5个，粳米100克，冰糖适量。

**制法** 黑木耳用温水泡发，去蒂，洗净，撕成小朵。粳米淘净，与黑木耳、大枣共置锅中，加适量水煮熟。再加入冰糖调味即成。

**功效** 滋阴润肺，补脾和胃。

**适用** 脾虚型无排卵性功血，症见阴道出血无规律、血色淡红或鲜红，疲倦乏力，面色萎黄或苍白，食欲欠佳，懒言少动。注意：孕妇及感冒发热者不宜服用。

## 核桃腰花

**成分** 猪腰2个，杜仲、核桃仁各30克，盐适量。

**制法** 猪腰洗净，去臊腺，切片。杜仲、核桃仁均切片。杜仲片水煎取汁，再与猪腰片、核桃仁片及适量水同煮。待猪腰片熟透，加入盐调味即成。

**功效** 温补肾阳，调经止血。

**适用** 肾阳虚型无排卵性功血。

## 萝卜大枣猪肉汤

**成分** 大枣、白萝卜各30克，猪瘦肉150克，盐、生姜片、葱段、味精各适量。

**制法** 大枣去核，洗净。白萝卜洗净，切块。猪瘦肉洗净，切片。上述3味共置锅中，加生姜片、葱段及适量水，煮至肉熟。再加入盐、味精调味即成。

**功效** 活血祛瘀，调经止血。

**适用** 血瘀型排卵性功血，症见阴道出血量少、色暗红，伴下腹胀痛等。

## 岗稔塘虱汤

**成分** 塘虱250克，岗稔子30克，生姜5片，植物油、盐各适量。

**制法** 塘虱宰杀，去内脏。炒锅内放植物油烧热，放入塘虱煎至微黄。煎过的塘虱与岗稔子、生姜共置砂锅中，加水适量，先用大火煮沸，再改小火煲2小时。最后加入盐调味即成。

**功效** 养血补肾，固崩止血。

**适用** 肾虚血少型无排卵性功血，症见阴道出血量多、经久不止，腰膝酸软，头晕眼花，夜尿频。

## 艾叶阿胶汤

**成分** 艾叶15克，阿胶20克。

**制法** 艾叶洗净后入锅，加水适量，先用大火煮沸，再改小火熬1～2小时。阿胶捣碎后撒入锅内，边煮边搅匀，至阿胶溶化后服。

**功效** 温经祛寒，养血止血。

**适用** 虚寒型月经过多、崩漏，症见月经量多、色淡红质稀薄或夹清稀白带，腰酸腹痛、得温痛减，下腹空坠感，畏寒，四肢发冷等。注意：脾胃虚弱者不宜多食。

## 卷柏芹菜鸡蛋

**成分** 鸡蛋2个，鲜卷柏、芹菜各30克。

**制法** 鲜卷柏、芹菜分别洗净。鸡蛋煮熟，去壳。去壳鸡蛋与鲜卷柏、芹菜共置砂锅中，加水适量，沸煮10分钟即成。喝汤食蛋。

**功效** 行血化瘀，育阴养血。

**适用** 血热有瘀型无排卵性功血，症见阴道出血无规律、时出时止、或良久方来、或淋漓不尽、出血量多、色深红或紫红、黏稠多块，腰腹疼痛，口干口渴，烦躁易怒，大便秘结，小便短黄。

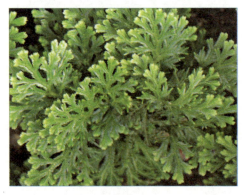

卷柏

## 党参生蚝瘦肉汤

**成分** 猪瘦肉、生蚝肉各250克，党参30克，生姜4片，调料适量。

**制法** 猪瘦肉洗净，切成大块。生蚝肉、党参、生姜放入沸水中略煮，捞出。上述4味共置砂锅中，加水适量，先用大火煮沸，再改小火煲2小时。最后加入调料调味即成。

**功效** 滋阴补血，健脾和胃。

**适用** 久病阴血亏虚型无排卵性功血，症见崩漏失血，体虚少食，或经行色淡、量多不止，面色苍白，眩晕心悸。

## 鹿皮胶党参炖鸡肉

**成分** 鸡肉250克（去皮），鹿皮胶15克，党参30克，生姜10克，大枣4个（去核）。

**制法** 鸡肉洗净，切块。鸡肉块与鹿皮胶、党参、生姜、大枣共置炖盅内，加适量沸水，炖盅加盖，隔水炖1小时，至鸡肉熟即成。

**功效** 补肾益精，固崩止血。

**适用** 久病伤肾、肾阳不足、精血虚少型无排卵性功血，症见阴道出血无规律、量多、淋漓不尽，下腹冷痛，腰膝酸软，头晕乏力。

## 猪肉炒藕片

**成分** 猪肉、鲜莲藕各120克，生抽15毫升，盐、味精、植物油各适量。

**制法** 猪肉洗净，切片。鲜莲藕洗净，切片。炒锅内放植物油烧热，放入猪肉片煸，倒入生抽，加入鲜莲藕片及盐翻炒5分钟。再加入味精调味即成。

**功效** 清热，凉血，调经。

**适用** 血热实热型功血，症见月经提前7日以上、量多、色深红，口干口渴，大便秘结，小便赤短，自觉热盛。

## 鲫鱼当归散

**成分** 鲫鱼1条（250克以上），当归

10克，血竭、乳香各3克，黄酒适量。

**制法** 鲫鱼宰杀，去内脏，留鳞。当归、血竭及乳香塞入鱼腹内，以净水和泥包裹鱼身，上火焙黄，去泥。鲫鱼研为粉，每次3克，用黄酒送服，每日2次。

**功效** 祛瘀生新，止血。

**适用** 血瘀型功血，症见月经淋漓不尽达7日以上，或月经量多、色鲜红或暗红、血块多或大，下腹疼痛，腰酸，乳房或有胀痛。

### 蒸乌鸡

**成分** 乌鸡1只，艾叶20克，黄酒30毫升，盐少许。

**制法** 乌鸡宰杀，去毛、内脏，洗净。乌鸡与艾叶共置砂锅中，倒入黄酒及适量水，隔水蒸熟。再加入盐调味即成。

**功效** 补虚温中。

**适用** 气血亏虚型功血，症见月经量多、色淡红或鲜红，疲倦乏力，面色无华，头晕头痛，性静喜卧，等等。注意：血热妄行者不宜食用。

### 大枣玉粒羹

**成分** 鲜莲藕半节，大枣10个（去核），粳米200克，白糖适量。

**制法** 鲜莲藕洗净，去皮，切粒。粳米淘净。粳米与莲藕粒、大枣共置砂锅中，加水适量，先用大火煮沸，再改小火熬至羹稠枣软。最后加入白糖调味即成。

**功效** 养血调经。

**适用** 青春期无排卵性功血。

### 玉米须炖猪肉

**成分** 玉米须30克，猪瘦肉120克，盐、味精各适量。

**制作** 玉米须洗净。猪瘦肉洗净，切成薄片。上述2味共置炖盅内，加水500毫升，上蒸笼蒸至猪肉熟。再加入盐、味精调味即成。

**功效** 补中益气，清血热，治血崩。

**适用** 血热型功血。

### 百草霜鸡蛋

**成分** 鸡蛋3个，百草霜10克。

**制法** 鸡蛋打入碗中，调打成蛋液，加入百草霜，调匀。炒锅烧热，将百草霜蛋液干炒至熟即成。顿食。

**功效** 止血，润燥，和营。

**适用** 阴虚血少型无排卵性功血，症见阴道出血淋漓不尽、量少、色鲜红，口干咽燥，手足心发热，盗汗，心烦失眠。

# 阴道炎

阴道炎是妇科常见疾病之一，指阴道黏膜及黏膜下结缔组织发生炎性病变。其症状主要为白带的性状发生改变、外阴瘙痒灼痛，感染触及尿道时可出现尿痛、尿急。女童及绝经后妇女为易感人群。阴道炎可分为细菌性阴道炎、滴虫阴道炎、假丝酵母菌阴道炎、老年性阴道炎等几类。

本病在中医学中属"带下""阴痒"范畴。

## 小方子精选

### 山药鱼鳔瘦肉汤

**成分** 猪瘦肉250克，山药30克，鱼鳔15克，盐适量。

**制法** 猪瘦肉洗净，切块。鱼鳔用水泡发，切丝。猪瘦肉块、山药与鱼鳔丝共置砂锅中，加水适量，先用大火煮沸，再改小火煲2小时。最后加入盐调味即成。

**功效** 滋阴补肾，涩精止带。

**适用** 肾阴虚型老年性阴道炎，症见带下不止、腰酸脚软、头晕耳鸣、五心烦热。

### 马鞭草猪肚汤

**成分** 猪肚60～100克，马鞭草30克。

**制法** 猪肚洗净，切片。马鞭草洗净，切成小段。砂锅加水烧沸，放入猪肚片、马鞭草段煮沸，去渣。食猪肚饮汤。

**功效** 解毒杀虫，清热利湿。

**适用** 各型假丝酵母菌阴道炎。注意：孕妇及脾胃虚弱者慎用。

### 马齿苋白果鸡蛋汤

**成分** 鲜马齿苋60克，白果7粒，鸡蛋3个（取蛋清）。

**制法** 鲜马齿苋洗净，与白果一起捣烂。再打入蛋清，调匀后用沸水冲服。每日空腹服用1剂。

**功效** 清热解湿，涩精止带。

**适用** 湿热下注型细菌性阴道炎，症见白带黄稠、小便黄。

### 木棉花粥

**成分** 木棉花30克，粳米500克。

**制法** 木棉花水煎取汁。粳米淘净，与木棉花煎汁共置砂锅中，加水适量，煮熟即成。

**功效** 清热利湿。

**适用** 细菌性阴道炎，症见白带黄臭。

## 枸杞地黄汤

**成分** 生地黄、枸杞子各15克，粳米50克。

**制法** 生地黄装入纱布袋内，扎口。粳米淘净。药袋、枸杞子、粳米共置砂锅中，加水适量，煮熟即成。

**功效** 补肝益肾，益阴养血。

**适用** 老年性阴道炎，症见带下色黄、清稀，兼头晕耳鸣、腰膝酸软。

## 金樱子猪小肚汤

**成分** 猪小肚2个，金樱子30克，生姜4片，盐适量。

**制法** 猪小肚洗净，入沸水中焯去腥味。猪小肚与金樱子、生姜共置砂锅中，加水适量，先用大火煮沸，再改小火煲1～2小时。最后加入盐调味即成。

**功效** 补肾止带。

**适用** 肾气不足型老年性阴道炎，症见腰膝酸软，白带过多、清稀、微腥、淋漓不尽，小便清长，夜尿频多。

## 鹿茸炖乌鸡

**成分** 乌鸡肉25克，鹿茸、山药各30克。

**制法** 乌鸡肉洗净，去皮，切块，入沸水中煮5分钟，捞出过冷水。鸡肉块与鹿茸、山药共置炖盅内，加适量

沸水，炖盅加盖，用小火隔水炖2～3小时即成。趁热服。

**功效** 温肾壮阳，收敛止带。

**适用** 肾阴不足型老年性阴道炎，症见腰膝酸软、头晕耳鸣、畏寒肢冷、带下清稀且绵绵不绝、小便频多。

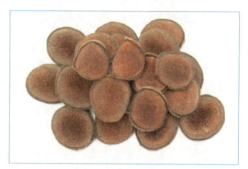

鹿茸

## 白果乌鸡汤

**成分** 乌鸡1只（约500克），白果10粒，莲子30克，糯米15克，胡椒、盐各适量。

**制法** 乌鸡宰杀，去毛、内脏，洗净。莲子、糯米分别洗净。白果、莲子、糯米及胡椒一起塞入鸡腹内，用线缝合，放炖盅内，炖盅加盖，小火隔水炖2～3小时。待鸡肉熟，加入盐调味即成。

**功效** 补益脾肾，固涩止带。

**适用** 脾肾两虚型细菌性阴道炎，症见形体消瘦、面色萎黄、气短体倦、腰膝酸软、带下量多。

# 宫颈炎

宫颈炎多见于育龄妇女，分急性、慢性两种。其病原体多为一般化脓菌，如葡萄球菌、链球菌、大肠埃希菌、淋病奈瑟球菌等。本病主要临床表现为白带量增多。

急性宫颈炎多由化脓菌直接感染引发，也可继发于子宫内膜炎症或阴道感染。其病因是性生活过频、流产或分娩引起子宫颈裂伤等。

慢性宫颈炎是妇科最常见的疾病，多发生于经产妇，常由急性宫颈炎治疗不彻底、病情反复、日久迁延而成慢性。

本病在中医学中属"带下"范畴。

## 小方子精选

### 当归羊肉艾叶汤

**成分** 羊肉250克，当归15克，山药30克，艾叶10克，生姜5片，大枣适量。

**制法** 羊肉洗净，切块，用沸水焯去膻味。羊肉块、当归、山药、艾叶、生姜、大枣共置砂锅中，加水适量，先用大火煮沸，再改小火煲3小时即成。

**功效** 补血养肝，温经止痛。

**适用** 慢性血虚寒湿型宫颈炎，症见月经不调、经行量多、带下不止、头晕眼花、手脚麻痹等。

### 金银花葛根粥

**成分** 葛根、金银花各30克，菊花15克，粳米100克，冰糖适量。

**制法** 葛根、金银花和菊花共置砂锅中，加水600毫升，煎20分钟，去渣取汁。粳米淘净，与药汁一起倒入洗干净的砂锅内，用小火煮熟。再放入冰糖，稍煮即成。

**功效** 清热解毒。

**适用** 湿热型阴道炎、宫颈炎。

### 大蒜炒苋菜

**成分** 大蒜10克，苋菜250克，盐、植物油各适量。

**制法** 大蒜剁成蒜末。苋菜去根洗净，切成小段。炒锅内放植物油烧热，放入蒜末煸香，再放入苋菜段翻炒至熟。最后撒上盐即成。

**功效** 清热，利湿，止带。

**适用** 急性湿热下注型宫颈炎，症见带下色黄、质稠或如脓样、有秽臭味，或伴外阴瘙痒、小便黄而短或小便频急。

### 三妙鹌鹑汤

**成分** 肥嫩鹌鹑1只（约100克），

 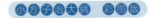

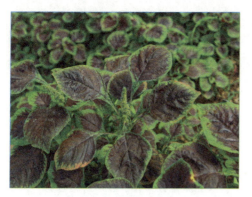

苋菜

薏苡仁30克，黄柏12克，苍术6克，盐适量。

制法 肥嫩鹌鹑宰杀，去毛、内脏，洗净。薏苡仁炒至微黄。肥嫩鹌鹑与炒薏苡仁、黄柏、苍术共置砂锅中，加水适量，先用大火煮沸，再改小火煲2小时。最后加入盐调味即成。

功效 清热燥湿，利水止带。

适用 急性湿热型宫颈炎，症见带下量多、色黄而稠、气味秽臭，小便短黄，口苦咽干，或见前阴微肿。

## 白果黄豆鲫鱼汤

成分 鲫鱼250克，黄豆30克，白果12克（去壳），生姜4片，盐、味精各适量。

制法 鲫鱼宰杀，去鳞、鳃、内脏。黄豆用水浸泡1小时。鲫鱼与黄豆、白果、生姜共置砂锅中，加水适量，先用大火煮沸，再改小火煲2小时。

最后加入盐、味精调味即成。

功效 健脾祛湿，收敛止带。

适用 慢性脾虚湿盛型宫颈炎，症见久病体弱，带下色白、量多无臭，小便白浊，体倦乏力，等等。

## 马齿苋瘦肉汤

成分 猪瘦肉250克，马齿苋、芡实各30克，盐适量。

制法 猪瘦肉洗净，切片。马齿苋、芡实分别洗净。猪瘦肉片与马齿苋、芡实共置砂锅中，加水适量，先用大火煮沸，再改小火煲2小时。最后加入盐调味即成。

功效 清热解毒，祛湿止带。

适用 湿热型宫颈炎，症见带下色黄质稠、味臭，小便短黄，口渴口苦，等等。

## 白果苡仁猪小肚汤

成分 白果10个，薏苡仁30克，猪小肚3个，盐适量。

制法 白果去壳。薏苡仁用铁锅炒至微黄。猪小肚剪开，用盐反复揉搓，再用水冲洗至无味。上述4味共置砂锅中，加水适量，先用大火煮沸，再改小火煮3小时即成。

功效 健脾，利湿，止带。

适用 慢性脾虚型宫颈炎，症见带下

量多、色白质稀、无臭味，伴肢倦神疲、腹胀脘满。注意：白果有小毒，用量不宜过大，也不宜长期服用。

## 芡实煲老鸭

**成分** 老鸭肉250克，芡实30克，陈皮3克，盐、植物油各适量。

**制法** 老鸭肉割去油脂，斩块。炒锅内放植物油烧热，放入老鸭肉块略炸黄。炸过的老鸭肉块与芡实、陈皮共置锅中，加水适量，先用大火煮沸，再改小火煲2~3小时。最后加入盐调味即成。

**功效** 补益脾肾，固涩止带。

**适用** 慢性脾肾两虚型宫颈炎，症见体倦乏力，腰膝酸软，带下量多、色淡如丝、无味无臭。

## 盆腔炎

盆腔炎指女性内生殖器及其周围的结缔组织、盆腔腹膜发生炎症，可分为子宫内膜炎、输卵管炎、盆腔腹膜炎、盆腔结缔组织炎等。其症状为白带增多、月经量增多、下腹坠痛及腰骶酸痛，劳累、月经前后疼痛加剧，偶见低热、神经衰弱等全身症状。

本病在中医学中属"月经病""带下病"等范畴。

## 小方子精选

### 桃仁红花地黄粥

**成分** 桃仁、红花各10克，地黄20克，粳米100克，白糖适量。

**制法** 桃仁、红花和地黄装入纱布袋内，扎口。粳米淘净，与药袋共置砂锅中，加适量水煮熟。粳米熟时去药袋不用，加入白糖调味即成。

**功效** 活血化瘀。

**适用** 急性血瘀型盆腔炎，症见小腹疼痛、腰骶部疼痛、痛经、白带色黄或黄赤。

### 苍术牛膝陈皮粥

**成分** 苍术、牛膝各10克，陈皮6克，粳米100克，白糖适量。

**制法** 苍术、牛膝和陈皮水煎取汁。粳米淘净，与药汁共置砂锅中，加水煮熟。再加入白糖调味即成。

**功效** 燥湿化痰，理气通络。

**适用** 慢性痰湿阻络型盆腔炎，症见下腹疼痛，白带量多、色黄或白，体倦嗜睡，食欲不振。

### 枸杞炒瘦肉

**成分** 猪瘦肉100克，枸杞子60克，盐、白糖、酱油、淀粉、植物油各适量。

**制法** 猪瘦肉洗净，切丝，加入盐、白糖、酱油、淀粉拌匀上浆。枸杞子用水浸泡10分钟，捞起。炒锅内放植物油烧热，放入枸杞子、盐炒匀，再加入猪瘦肉丝炒熟即成。

**功效** 清热，利湿，止带。

**适用** 急性湿热型盆腔炎合并阴道炎，症见带下量多、色黄而稠，下腹疼痛，腰酸、有下坠感，心烦失眠，小便短赤，等等。

### 茯苓车前粥

**成分** 茯苓15克，车前子10克，粳米100克，红糖适量。

**制法** 茯苓、车前子装入纱布袋内，扎口。粳米淘净，与药袋共置砂锅中，加适量水煮熟。粳米熟后拣出药袋，加入红糖调味即成。

**功效** 健脾祛湿。

**适用** 慢性脾虚湿困型盆腔炎，症见下腹隐隐作痛、时发时止，白带量多，疲倦，周身困重不适。

## 妊娠水肿

妊娠水肿指妊娠后肢体、眼睑等部位发生水肿。

中医学认为，本病的病因主要是身体脾肾阴虚，孕后更感不足，脾阳虚不能运化水湿，肾阳虚则上不能温煦脾阳，下不能温化膀胱，水道不利，泛溢肌肤，遂致水肿。此外，胎气壅阻、气机滞碍、水湿不化也会造成肿胀。

## 小方子精选

### 鲤鱼煮冬瓜

**成分** 鲤鱼头1个，冬瓜90克。

**制法** 鲤鱼头去鳃，洗净。冬瓜去皮，洗净，切块。鲤鱼头、冬瓜块共置砂锅中，加水1000毫升，用小火煮至鲤鱼头、冬瓜块熟透即成。

**功效** 利水消肿，下气通乳。

**适用** 脾虚型妊娠水肿。

### 黑豆鲤鱼汤

**成分** 鲤鱼1条，黑豆30～50克。

**制法** 鲤鱼宰杀，去鳞、内脏。黑豆洗净，塞入鱼腹中并缝合。鲤鱼放入砂锅中，加水适量，煮至鱼熟、豆软、汁浓即成。

**功效** 利水消肿。

**适用** 妊娠水肿。

### 黑豆大蒜煮红糖

**成分** 黑豆100克，大蒜、红糖各30克。

**制法** 黑豆去杂质后洗净。大蒜切片。汤锅内加水1000毫升煮沸，倒入黑豆、大蒜片、红糖，用小火煮至黑豆熟即成。

**功效** 健脾益胃。

**适用** 肾虚型妊娠水肿。

## 鹿头肉粥

**成分** 鹿头肉150克，蔓荆子15克，高良姜、炒小茴香各10克，粳米100克，盐适量。

**制法** 蔓荆子、高良姜、炒小茴香共捣成末。粳米淘净。鹿头肉洗净，入锅，加水煮熟，捞出肉不用，加入粳米与药末同煮。粳米将熟时加盐调味即成。每日1剂，分3次食。

**功效** 益气健脾，利湿消肿。

**适用** 妇女妊娠四肢虚肿、喘急胀满。

## 妊娠剧吐

妊娠剧吐是孕妇在妊娠早期早孕反应比较严重，恶心、呕吐频繁，以致不能进食的疾病。妊娠剧吐一旦发生，常引起孕妇体内电解质平衡失调，继而可能引发酸中毒。其病因目前未明，多数观点认为与血中的绒毛膜促性腺激素水平急剧上升对胃黏膜产生刺激有关。精神紧张会加重病情。

本病在中医学中属"妊娠恶阻"范畴。中医学认为，妊娠剧吐病因主要为孕妇脾胃虚弱或肝气犯胃，引起胃气上逆而导致呕吐。

### 小方子精选

## 海橘饼

**成分** 广橘、胖大海各500克，甘草、白糖各50克。

**制法** 胖大海、甘草放入砂锅中，加适量水，煮成茶。广橘去皮、核，用白糖腌渍1日，放入干净的砂锅中，加水适量，以小火熬至汁稠，停火。广橘肉压成饼，加白糖搅匀倒入盘中，置通风处阴干，装瓶。每日5～7瓣，用煮好的胖大海甘草茶冲服。

**功效** 清热，燥湿，化痰。

**适用** 痰热或胃热型妊娠剧吐。

## 陈皮炒鸡蛋

**成分** 陈皮、生姜各15克，葱2根，鸡蛋2个，植物油、盐适量。

**制法** 陈皮用冷水浸软，切丝。生姜去皮，榨汁。葱切为末。鸡蛋打成蛋液，放入陈皮丝、生姜汁、葱末及盐拌匀。炒锅内放植物油烧热，倒入鸡蛋液炒熟即成。

**功效** 健脾化痰，下气止呕。

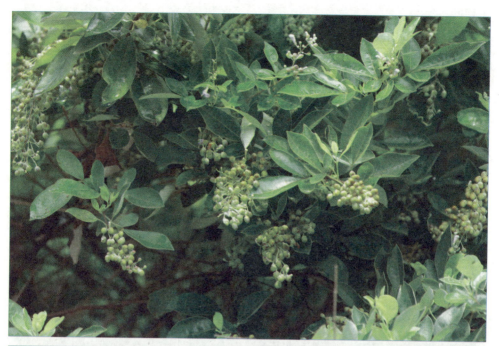

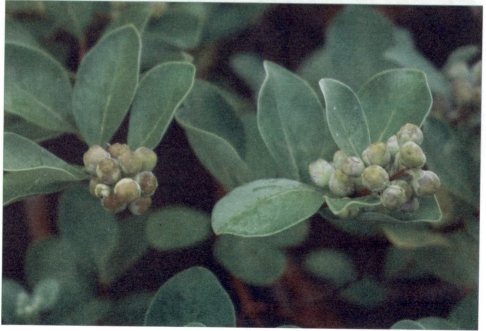

蔓荆

适用 脾胃虚弱型妊娠剧吐，症见妊娠早期恶心呕吐、食欲不振、四肢倦怠、腹胀满闷。

## 白术鲫鱼粥

成分 鲫鱼30～60克，白术10克，粳米30克，盐（或糖）适量。

制法 鲫鱼宰杀，去鳞、内脏，洗净。白术水煎取汁。粳米淘净。鲫鱼、粳米共置砂锅中，加水煮熟，剔除鱼骨。往锅中兑入白术煎汁，再放入盐（或糖）调味，煮沸即成。

功效 健脾和胃，安胎。

适用 脾胃虚弱型妊娠剧吐，症见呕吐胃容物、食入即吐、早晨呕吐甚于下午、食欲不振。

## 豆蔻肉片

成分 猪瘦肉60克，豆蔻3克，生姜6克，盐、植物油各少许。

制法 猪瘦肉洗净，切片。豆蔻研为细末。生姜切丝。炒锅内放植物油烧热，放入猪瘦肉片煸，加入盐调味，肉将熟时撒入豆蔻末、生姜丝，炒匀炒熟即成。

功效 化湿健胃，止呕醒脾。

适用 脾胃虚弱型妊娠剧吐。

## 香菜鱼片汤

成分 精鱼肉100克，鲜紫苏叶10克，香菜50克，生姜丝、盐、味精、酱油、植物油各适量。

制法 鲜紫苏叶洗净后切丝。精鱼肉切成薄片，用鲜紫苏叶丝、生姜丝、盐、酱油、植物油腌渍10分钟。香菜择洗干净，切段。锅内加水煮沸，放入腌渍过的鱼片，小火煮至鱼肉熟。再加入香菜段、盐、味精调味即成。

功效 暖胃和中，行气止呕。

适用 肝胃不和型妊娠剧吐，症见妊娠期恶心呕吐、呕吐苦水，并伴有胃胀脘闷等。

## 砂仁鲫鱼汤

成分 鲫鱼2条，紫苏叶15克，砂仁6克，生姜片、盐、植物油各适量。

制法 鲫鱼宰杀，去鳞、鳃、内脏。炒锅内放植物油烧热，放入鲫鱼与生姜片爆炒至鱼肉微黄，加水适量，先用大火煮沸，再改小火煲30分钟。再放入紫苏叶、砂仁，煲20分钟。最后加入盐调味即成。

功效 健脾行气，和胃止呕。

适用 脾虚气滞型妊娠剧吐，症见妊娠后恶心、食欲减退、脘腹胀闷、倦怠乏力。

### 砂仁瘦肉汤

**成分** 猪瘦肉500克，砂仁10克，生姜3片。

**制法** 猪瘦肉洗净，切块。砂仁洗净，碾碎。汤锅内加水烧沸，放入猪瘦肉块、砂仁碎、生姜，煲至汤熟即成。

**功效** 行气和胃，消食行滞，降逆止呕。

**适用** 脾胃气虚气滞型妊娠剧吐。

### 鲜芹菜根汤

**成分** 鲜芹菜根10克，甘草15克，鸡蛋1个。

**制法** 鲜芹菜根、甘草分别洗净，加水煎汤。鸡蛋打成蛋液，倒入汤锅内，煮至汤熟即成。

**功效** 清热降逆。

**适用** 妊娠剧吐。

### 生姜乌梅饮

**成分** 乌梅肉、生姜各10克，红糖适量。

**制法** 生姜去皮，切片。乌梅肉、生姜片共置砂锅中，加水适量，先用大火煮沸，再改小火煮30分钟。最后放入红糖，稍煮即成。趁热饮用，每日早、晚各1次。

**功效** 和胃止呕，生津止渴。

**适用** 肝胃不和引起的妊娠呕吐。

# 产后缺乳

产后缺乳指产妇由于乳头刺激不足或其他原因引起的乳汁不足以喂养婴儿的现象。若不及时调治，将影响母乳喂养。

本病在中医学中属"乳汁不行""乳汁不足"范畴。中医学认为，产后缺乳病机有二：一是气血虚弱，化源不足；二是肝郁气滞，瘀滞不行。

## 小方子精选

### 穿山甲当归母鸡汤

**成分** 花母鸡1只，穿山甲15克，当归10克。

**制法** 穿山甲、当归装入纱布袋内，扎口。花母鸡宰杀，去毛、内脏，与药袋共置砂锅中，加水适量，煮至鸡肉熟即成。食肉饮汤。

**功效** 通乳，活血。

**适用** 产后乳汁不下。

### 木瓜鲫鱼汤

**成分** 鲫鱼1条（约350克），半熟番木瓜500克，漏芦30克，生姜片4

片、盐、植物油各适量。

**制法** 鲫鱼宰杀，去鳞、内脏、鳃。半熟番木瓜去皮，切块。炒锅内放植物油烧热，放入鲫鱼煎至微黄。鲫鱼、半熟番木瓜块、漏芦、生姜片共置砂锅中，加水适量，先用大火煮沸，再改小火煲1~2小时。最后加入盐调味即成。

**功效** 补气生血，催乳发奶。

**适用** 气血不足型产后乳汁不足，症见面色萎黄、饮食减少、形瘦虚羸、气短懒言、乳汁缺少或清稀。

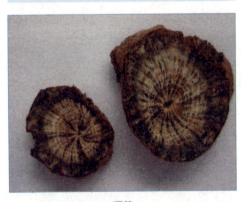

漏芦

## 穿山甲炖猪蹄

**成分** 猪蹄2个，穿山甲20克。

**制法** 猪蹄洗净，切成两半。猪蹄与穿山甲共置砂锅中，加水适量，用大火炖至猪蹄熟透即成。吃猪蹄喝汤。

**功效** 通乳。

**适用** 产后乳汁不下。

## 当归黄芪鲤鱼汤

**成分** 鲤鱼1条（约500克），黄芪50克，当归12克，生姜4片，盐适量。

**制法** 鲤鱼宰杀，去鳞、鳃、内脏。炒锅内放油烧热，放入生姜煸香，再放入鲤鱼、黄芪、当归，加水适量，先用大火煮沸，再改小火煲2小时。最后加入盐调味即成。

**功效** 补益气血，健脾催乳。

**适用** 气血虚型产后乳汁不足，症见产后虚羸、头昏心悸、面色淡白、乳汁不足。

## 红薯粥

**成分** 红薯200克，粳米100克。

**制法** 红薯去皮，洗净，切块。粳米淘净。红薯块与粳米共置锅中，加水煮熟即成。

**功效** 健脾养胃，益气通乳，润肠通便。

**适用** 脾胃虚弱型产后乳汁不通、便秘、大便带血、湿热黄疸、夜盲症等。

## 王不留行瘦肉汤

**成分** 猪瘦肉250克，王不留行12克，黄芪30克，盐适量。

**制法** 猪瘦肉洗净，切块。猪瘦肉块与王不留行、黄芪共置砂锅中，加水适量，先用大火煮沸，再改小火煲1~2小时。待猪肉熟后，加入盐调味即成。

**功效** 补气健脾，通乳。

**适用** 血气不足型产后乳汁不足，症见体倦乏力、面色萎黄、食欲不振、乳汁稀少或不通、乳房胀痛且有痞块。

### 党参当归炖墨鱼

**成分** 墨鱼250克，猪瘦肉末60克，党参30克，当归12克，生姜4片，盐适量。

**制法** 墨鱼宰杀，去内壳，切块。墨鱼块与猪瘦肉末、党参、当归、生姜共置炖盅内，倒入适量沸水，炖盅加盖，以小火隔水炖2~3小时。再加入盐调味即成。

**功效** 补气健脾，养血催乳。

**适用** 产后体虚型乳汁缺少，症见产后虚羸、面色苍白、眩晕气短、乳汁清稀。

### 香菜白饭鱼汤

**成分** 白饭鱼150克，生姜10克，香菜30克，植物油适量。

**制法** 炒锅内放植物油烧热，放入白饭鱼和生姜爆炒至微黄后加水适量，先用大火煮沸，再改小火煲30分钟。

香菜择洗干净，放入锅中略煮即成。

**功效** 芳香健胃，补虚催乳。

**适用** 体弱型产后乳汁过少，症见产后食欲不振、口渴津少、乳汁稀少、消化不良、胸闷欲吐。

### 黄花菜豆腐瘦肉汤

**成分** 猪瘦肉250克，黄花菜30克，豆腐1块。

**制法** 猪瘦肉洗净，切块。黄花菜用水泡软。豆腐洗净，切成大块。猪瘦肉块、黄花菜共置砂锅中，加水适量，先用大火煮沸，再改小火煲1小时。最后放入豆腐块，煲10分钟即成。

**功效** 清热滋阴，通乳。

**适用** 虚热型产后乳汁过少，症见产后口渴咽干、心烦胸闷、夜睡不安、乳汁减少、大便秘结。

## 产后恶露不绝

分娩后，产妇子宫内遗留的余血、浊液等被称为恶露。正常情况下，恶露一般在产后3周左右干净，如果3周后恶露仍淋漓不尽，称产后恶露不绝，又称恶露不止。

中医学认为，本病主要是冲任不调，气血运行失常所致。在临床上有气虚、血热、血瘀之别。气虚型产后恶露不绝症状为恶露淋漓不尽、色淡红、量多、质稀，小腹下坠，精神倦怠，等等。血热型产后恶露不绝症状为恶露淋漓不尽、色红、质稠而臭，面色红，口干咽燥，等等。血瘀型产后恶露不绝症状为恶露量少、色紫黑或夹血块，小腹疼痛，腹胀腹痛，等等。

## 小方子精选

### 五味益母草蛋

**成分** 鸡蛋2个，益母草30克，当归15克，川芎12克，炮姜3克，三七粉1克，葱、盐、料酒各适量。

**制法** 鸡蛋洗净外壳。益母草、当归、川芎、炮姜和三七粉装入纱布袋内，扎口。鸡蛋、药袋放入砂锅内，加水适量，用大火沸煮20分钟后捞出鸡蛋，剥去蛋壳后放回锅内，加入葱、盐、料酒，再用小火煮20分钟即成。

**功效** 活血化瘀，行气止痛。

**适用** 血瘀型产后恶露不绝。

### 益母草大枣瘦肉汤

**成分** 猪瘦肉250克，益母草30克，大枣5个，盐适量。

**制法** 猪瘦肉洗净，切成小块。益母

草、大枣分别洗净，大枣去核。上述3味共置砂锅中，加水适量，先用大火煮沸，再改小火煲2小时。最后加入盐调味即成。

**功效** 活血祛瘀，调经止痛。

**适用** 血瘀型产后恶露不止，痛经。

### 参芪胶艾粥

**成分** 黄芪、党参各15克，鹿角胶、艾叶各6～10克，当归10克，升麻3克，粳米100克，白糖适量。

**制法** 黄芪、党参、艾叶、当归和升麻共置砂锅中，加水煎取浓汁。粳米淘净，与鹿角胶、药汁、白糖及适量水共置砂锅中，煮熟即成。

**功效** 祛瘀止血。

**适用** 血瘀型产后恶露不绝。注意：气血虚少引起的恶露不绝忌用。

### 鸡冠花莲藕羹

**成分** 莲藕100克，鲜鸡冠花30克，红糖20克，水淀粉适量。

**制法** 莲藕洗净，榨汁。鲜鸡冠花洗净，切碎，水煎取汁。莲藕汁、鸡冠花煎汁混匀，倒入砂锅中，加入红糖，用小火煮微沸。再用水淀粉勾芡，煮熟即成。

**功效** 活血散瘀。

**适用** 血瘀型产后恶露不绝。

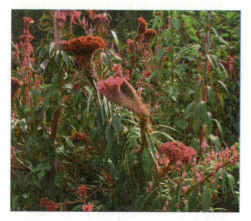

鸡冠花

各30克，仔母鸡1只，黄酒100毫升，盐、生姜、味精各适量。

**制法** 炙黄芪、当归、大枣及益母草装入纱布袋内，扎口。仔母鸡宰杀，去毛、内脏，洗净，入沸水中焯2分钟，捞起后切块。药袋放入砂锅中，加水适量，大火煮20分钟。再放入鸡块，用大火煮20分钟，撇去浮沫后加入黄酒、盐、生姜，改小火再煨40分钟。起锅时加入味精调味即成。

**功效** 益气补血，化瘀止痛。

**适用** 气血两虚型产后恶露不绝。

### 归芪红糖蛋

**成分** 当归15克，黄芪、红糖各30克，鸡蛋2个。

**制法** 鸡蛋洗净外壳。当归、黄芪和鸡蛋共置砂锅中，加水适量，先用大火煮沸，撇去浮沫，再加入红糖，改小火煮20分钟。将鸡蛋捞出，剥去蛋壳后放回锅内，再用小火煨40分钟即成。

**功效** 益气补血，活血化瘀。

**适用** 气血两虚型产后恶露不绝。

### 六味鸡汤面

**成分** 母鸡1只，面条250克，党参、益母草、大枣各60克，炙黄芪20克，当归身、山药各15克，黄酒25毫升，姜末、盐、味精各适量。

**制法** 母鸡宰杀，去毛、内脏，洗净，放入沸水中焯2分钟，捞起后切块。党参、益母草、大枣、炙黄芪、当归身和山药装入纱布袋内，扎口。药袋置大砂锅中，加水用大火煮沸，加入鸡块，再用大火煮10分钟，撇去浮沫。再放入黄酒、姜末、盐，改小火煨40分钟，去药袋不用。用鸡汤煮面条，熟后加盐、味精调味即成。

**功效** 补气养血，化瘀止痛。

**适用** 气血两虚型产后恶露不绝。

### 芪归益母鸡

**成分** 炙黄芪、当归、大枣、益母草

## 围绝经期综合征

围绝经期综合征是妇女进入围绝经期，由于卵巢功能衰退引起月经紊

乱、潮热汗出、头晕耳鸣、心悸失眠、烦躁易怒、腰骨酸楚、皮肤麻木或刺痒、记忆力下降、心悸、骨质疏松甚或情志异常等与绝经有关的一系列症状的总称。本病多发于45～55岁的女性，约2/3的妇女在围绝经期会出现上述症状，10%～30%的妇女可出现严重症状，需要积极治疗。

本病在中医学中属"经断前后诸症"范畴。

## 小方子精选

### 龙眼童子鸡

**成分** 童子鸡1只，龙眼肉100克，料酒100毫升，葱、姜、盐各适量。

**制法** 童子鸡宰杀，去内脏、爪，入沸水中略焯，捞出后放入炖盅内。加入龙眼肉、料酒、葱、姜、盐，倒入适量沸水，隔水蒸1小时，拣出葱、姜后服。

**功效** 养心安神，益精髓。

**适用** 围绝经期综合征，症见心悸健忘、失眠多梦、注意力不集中、疲倦耳鸣。

### 甲鱼枸杞汤

**成分** 甲鱼1只，枸杞子45克，葱、姜、蒜、盐、料酒、酱油、植物油各适量。

**制法** 甲鱼宰杀，去内脏。甲鱼和枸杞子共置砂锅中，加入葱、姜、蒜煨10分钟。再放入盐、料酒、酱油、植物油，炖至甲鱼肉熟即成。食肉喝汤。

**功效** 滋阴补血。

**适用** 肝肾阴虚型围绝经期综合征。

### 甘麦大枣瘦肉汤

**成分** 猪瘦肉250克，浮小麦30克，炙甘草10克，大枣6个（去核），盐适量。

**制法** 猪瘦肉洗净，切块。猪瘦肉块与浮小麦、炙甘草、大枣共置砂锅中，加水适量，先用大火煮沸，再改小火煲1～2小时。最后加入盐调味即成。

**功效** 养心安神，缓急和胃。

**适用** 围绝经期综合征，症见精神恍惚、悲伤欲哭、心烦失眠、躁动不安、常喜叹息、体倦食少。

### 羊肉炖栗子

**成分** 羊肉60克，去壳栗子18克，枸杞子15克，盐适量。

**制法** 羊肉洗净，切块，入锅，加水2000毫升，先用大火煮沸，撇去浮沫，再改小火煮至半熟。加入去壳栗子、枸杞子，煮至羊肉、栗子熟。最后加入盐调味即成。

**功效** 温补肾气，滋阴理虚。

**适用** 肾阳不足型围绝经期综合征，症见腰背冷痛、形寒肢冷、疲倦乏力、小便清长、夜尿多、面目水肿。

## 百合鸡子黄汤

**成分** 鲜百合100克，鸡蛋2个（取蛋黄），白糖适量。

**制法** 鲜百合洗净，入锅，加水适量，先用大火煮沸后，改小火煲1小时。再加入蛋黄和白糖，略煮即成。饮汤食蛋黄、百合。

**功效** 补心养阴，除烦安神。

**适用** 围绝经期综合征，症见绝经前后月经不调、经量少而淡、心烦躁动、失眠多梦、乍寒乍热。

## 附子鲤鱼汤

**成分** 制附子15克，鲤鱼1条（约500克），姜末、葱段、盐、味精各适量。

**制法** 制附子水煮1～2小时，去渣取汁。鲤鱼宰杀，去鳞、内脏，洗净后入锅，倒入制附子煎汁，放入姜末、葱段，煮至鱼肉熟。再入盐、味精调味即成。

**功效** 温肾壮阳。

**适用** 肾阳虚型围绝经期综合征，症见腰膝酸冷、大便清薄、面目水肿。

## 参归炖猪心

**成分** 猪心1个，党参50克，当归10克，味精、盐各少许。

**制法** 猪心去油脂，洗净。猪心与党参、当归共置砂锅中，加水适量，用小火炖至猪心熟。再加入味精、盐调味即成。

**功效** 益气养血，补心安神。

**适用** 心脾两虚型围绝经期综合征，症见心悸、健忘、失眠、忧郁寡欢、面色黄白、倦怠乏力、懒言喜卧。

## 二仙烧羊肉

**成分** 羊肉250克，淫羊藿、仙茅、生姜各15克，盐、味精、植物油各适量。

**制法** 羊肉洗净，切块。淫羊藿、仙茅和生姜装入纱布袋内，扎口。羊肉块和药袋共置砂锅中，加水适量，先用大火煮沸，撇去浮沫，再改小火炖

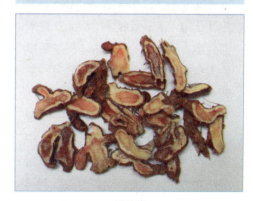

淫羊藿

至羊肉熟。最后加入盐、味精、植物油调味，稍煮即成。

**功效** 温阳散寒，健脾益气。

**适用** 下焦虚寒型围绝经期综合征。

## 安神粥

**成分** 党参30克，麦冬、茯苓各10克，大枣10个，糯米100克，红糖适量。

**制法** 党参、麦冬、茯苓和大枣共置砂锅中，加水500毫升，煎取药汁300毫升。糯米淘净，与药汁、适量水共置砂锅中，煮熟。再加入红糖调味即成。

**功效** 养血安神。

**适用** 气血两虚型围绝经期综合征，症见心悸失眠、健忘多梦、面色暗淡。

# 女性不孕症

女性不孕症指夫妻同居2年，性生活正常，未采取避孕措施而女性未能受孕。从女性的角度讲，不孕受多种因素的影响，包括输卵管堵塞、生殖系统炎症等。

本病在中医学中属"无子""全不产""绝嗣""断继"等范畴。中医学认为，女性不孕症与肝、脾、肾三脏功能失调有关，治疗时应以调经为先，辨证施治，应用补肾、扶脾、疏肝、化瘀、除湿、通络等方法。

## 小方子精选

### 丹参牛脯汤

**成分** 牛脯250克，丹参、当归各20克，甘草3克，盐适量。

**制法** 牛脯洗净，切成小块。牛脯块与丹参、当归、甘草共置汤锅中，加水适量，先用大火煮沸，再改小火煮4小时。最后加入盐调味即成。

**功效** 活血化瘀。

**适用** 宫腔粘连及输卵管粘连堵塞之女性不孕症，症见婚后不孕、月经正常或月经量少、经行腹痛伴经血排出不畅等。

### 乌鸡汤

**成分** 乌鸡500克，当归60克，生姜7片，盐适量。

**制法** 乌鸡宰杀，洗净。乌鸡与当归、生姜共置砂锅中，加水，炖至鸡肉熟。再加入盐调味即成。

**功效** 补体虚，益气血。

**适用** 血虚型女性不孕症。

### 党参枸杞紫河车汤

**成分** 猪瘦肉100克，紫河车1/4个，党参30克，枸杞子20克，甘草3克，生姜2块，盐适量。

**制法** 猪瘦肉、紫河车分别洗净，切成小块。上述2味与党参、枸杞子、甘草、生姜共置汤锅中，加水适量，先用大火煮沸，再改小火煮2小时。最后加入盐调味即成。

**功效** 大补气血，滋肾益精。

**适用** 血少精亏、气血不调型女性不孕症，症见婚后不孕、身体瘦弱、面色淡白、头晕肢倦、腰膝酸软、性欲低下、月经量少或闭经等。

## 萸肉粥

**成分** 山茱萸15克，粳米50克，红糖适量。

**制法** 山茱萸洗净。糯米淘净，与山茱萸、红糖共置砂锅中。用小火煮至米熟粥稠，以表面有粥油为度。每日空腹温热顿服。

**功效** 补益肝肾，收敛固涩。

**适用** 肾阴虚型女性不孕症，症见婚后不孕、腰膝酸痛、头晕目眩、耳鸣耳聋、小便频数等。

## 桃仁墨鱼汤

**成分** 墨鱼1条，桃仁6克，姜、葱、盐各适量。

**制法** 墨鱼宰杀，去骨、皮，切条。

桃仁入锅，加水先煮20分钟，再放入墨鱼条、姜、葱，煮熟后加入盐调味即成。食墨鱼喝汤。

**功效** 补养肝肾，养血活血，调经。

**适用** 血瘀型女性不孕症，症见婚后久不孕、月经后期、经量或多或少、经行腹痛等。

## 紫菜鸡蛋汤

**成分** 鸡蛋2~3个，紫菜5克，生姜片10克，盐、植物油各适量。

**制法** 鸡蛋打成蛋液。紫菜洗净，撕成小碎块。炒锅内放植物油烧热，放入生姜片炒至微黄，加水煮沸，淋入鸡蛋液，撒上紫菜碎，稍煮即成。

**功效** 补血益精。

**适用** 精血不足型女性不孕症，症见头晕头痛、月经量少或色淡红、心悸失眠等。

## 韭菜炒羊肾

**成分** 羊肾250克，韭菜100克，料酒、盐、酱油、植物油各适量。

**制法** 羊肾洗净，去臊腺，切片。韭菜择洗干净，切段。炒锅内放植物油烧热，放入羊肾片煸2分钟，加料酒、盐、酱油翻炒，再加入韭菜段炒至嫩熟即成。

**功效** 补肾壮阳，益精髓。

**适用** 肾阳虚型女性不孕症，症见腰膝酸软、畏寒肢冷、小便清长、精神萎靡。

## 狗肉粥

**成分** 狗肉150克，粳米100克，生姜片、葱结、盐各适量。

**制法** 狗肉洗净，切片。粳米淘净。狗肉片入锅，加水煮沸，撇去浮沫。倒入粳米，煮至八成熟，放入生姜片，煮熟后加入葱结、盐调味即成。

**功效** 温补脾胃，补肾助阳。

**适用** 脾肾阳虚型女性不孕症。

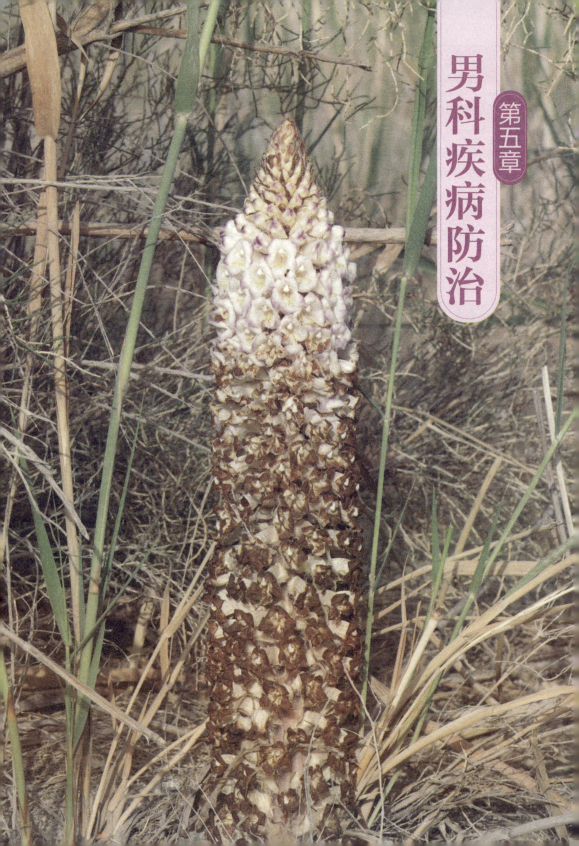

# 性欲低下障碍

性欲低下障碍（简称"性欲低下"）指由心理性或器质性病因引起的持续或反复的性幻想、性行为欲望下降甚至缺失的性功能障碍。

中医学认为，性欲低下障碍的病因病机为先天不足、天癸不充、命火不旺、劳心思虑过度损伤心脾，或郁怒伤肝，或久病伤阴耗血、肝络失养等。

## 小方子精选

### 养元鸡子

**成分** 鸡蛋2个，附片、山药各10克，小茴香5克，盐2克。

**制法** 附片、山药、小茴香、盐放入砂锅中，加水适量，煎煮2小时以上。鸡蛋调打成蛋液，用滚开的药汁冲成蛋花服。每日早晨服1次。

**功效** 补肾壮阳，益精增力。

**适用** 肾阳虚精亏引起的性欲减退、阳痿、早衰等症。青少年肾不虚者忌服。

### 药制羊肾

**成分** 羊肾1个，杜仲5克，小茴香1克，巴戟天、韭菜子各2克，炒盐适量。

**制法** 羊肾去臊腺，洗净。杜仲、小茴香、巴戟天、韭菜子共研为细末。药末与炒盐塞入羊肾内，用线扎紧。羊肾入锅，隔水蒸30～50分钟，去肾内药末，切片。再加入炒盐调味即成。晚饭后食。

**功效** 扶阳补肾。

**适用** 肾阳不足引起的性欲低下、早泄、阳痿、腰膝冷痛、小便清长。

### 淫羊藿面条

**成分** 山药粉40克，淫羊藿10克，龙眼肉50克，面条、酱油、葱末、盐各适量。

**制法** 淫羊藿水煎取汁。锅内加水，倒入山药粉煮成糊，再加入淫羊藿煎汁、龙眼肉、酱油、葱末、盐，制成面卤。另取锅一只，加水煮熟面条，盛入碗内，浇上面卤食用。

**功效** 增强性能力和大脑活动功能，健脑安神，强精健脾。

**适用** 性欲低下、神经衰弱等。

### 益阳麻雀

**成分** 麻雀15只，小茴香、大料、大蒜各10克，生姜9克，植物油适量。

**制法** 麻雀宰杀，去毛、内脏。炒锅内放植物油烧热，放入麻雀炸酥。炸麻雀与小茴香、大料、大蒜、生姜共置锅中，加水适量，先用大火煮沸，再改小火煨1小时即成。每日食3～5只麻雀。

**功效** 益阳壮肾。

**适用** 肾阳虚引起的性欲减退、阳痿、早泄等症。阴虚火旺者不宜服用。

# 早泄

早泄表现为射精潜伏时间短、不能控制或推迟射精，以及对患者和（或）性伴侣造成困扰与人际交往障碍的射精功能异常。

中医学认为，早泄与先天禀赋不足、后天劳欲太过、情志不遂等有关。其病机为脏虚精关不固或湿热扰动精关等。

## 小方子精选

### 山药圆肉炖甲鱼

**成分** 甲鱼1只，山药、龙眼肉各15～20克。

**制法** 甲鱼宰杀，取肉、壳，分别洗净。甲鱼（肉、壳）、山药、龙眼肉共置炖盅内，加水适量，隔水炖熟即成。

**功效** 补肾益精。

**适用** 早泄，食欲不振，心悸怔忡，耳聋目暗。

### 黄芪杞子炖乳鸽

**成分** 乳鸽1只，黄芪、枸杞子各30克。

**制法** 乳鸽宰杀，去毛、内脏，洗净。乳鸽与黄芪、枸杞子共置炖盅内，加水适量，隔水炖熟即成。

**功效** 补心益脾，固摄精气。

**适用** 早泄，阳痿，体倦乏力，自汗，心悸。

### 枸杞炖羊肉

**成分** 羊腿肉1000克，枸杞子20克，清汤2000毫升，葱段、生姜片、料酒、盐、味精、植物油各适量。

**制法** 羊腿肉投入沸水锅中煮透，过凉水洗去血沫，切块。炒锅内放植物油烧热，放入羊腿肉块、生姜片煸，倒入料酒，羊肉炒透后起锅，与生姜片一起倒入砂锅内。砂锅内放入枸杞子、清汤、葱段、盐，先用大火煮沸，撇去浮沫，再用小火炖煮。拣出葱段、生姜片不用，酌加味精调味即成。

**功效** 益精明目，补肾温中。

**适用** 脾肾亏虚引起的性欲减退、阳痿、早泄。年老体弱者也可食用。

### 海马童子鸡

**成分** 仔公鸡1只，虾仁15克，海马10克，味精、姜块、葱段、料酒、盐、水淀粉、清汤各适量。

**制法** 仔公鸡宰杀，去毛、内脏，洗净。虾仁、海马用温水泡10分钟。仔公鸡放入炖盅内，鸡身上再放虾仁、海马，加入姜块、葱段、料酒、清汤，上锅蒸至鸡肉熟。出锅后除去姜块、葱段，放入味精、盐，另用水淀粉勾芡收汁，浇在鸡上即成。

**功效** 温肾壮阳，补气益精。

**适用** 早泄、阳痿、小便频数、耳鸣目眩、腰膝软弱等。

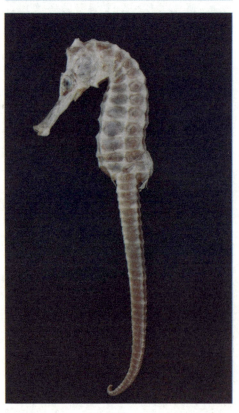

海马

# 阳痿

阳痿在西医学中被称为勃起功能障碍，是以成年男子阴茎不能勃起，或勃起不坚，或坚而短暂，致使不能进行性交为主要表现的疾病。阳痿是男性性功能障碍常见疾病之一，多是先天禀赋不足，后天房事过度，或少年手淫、长期精神紧张、思虑过度、情志郁结伤及肝脾，或以酒为浆，过食辛辣及膏粱厚味，湿聚化热，湿热下注，阻遏阳道，致阳气不布、宗筋弛纵所致。阳痿的发生率会随着成年男性年龄的增长而逐渐增加。

## 小方子精选

### 陈皮川椒烧狗肉

**成分** 狗肋条肉1500克，陈皮9克，炒茴香6克，胡椒、花椒、姜块、葱白、盐、酱油各适量。

**制法** 狗肋条肉洗净，焯去血水，整块放入砂锅内，加入陈皮、炒茴香、胡椒、花椒、姜块、葱白、盐及适量水，先用大火煮沸，再改小火煨熟。取出狗肋条肉，切块，再放回砂锅内煨。最后加入酱油，烧透即成。

**功效** 温补脾肾。

**适用** 脾肾虚损引起的阳痿、腰膝冷痛、性欲低下、身体畏寒等症。

## 清蒸虫草白花鸽

**成分** 白花鸽2只（约250克），冬虫夏草3克，水发香菇、笋片各15克，火腿片10克，料酒50毫升，清汤1000毫升，味精、盐各适量。

**制法** 冬虫夏草用水洗净。白花鸽宰杀，去毛、内脏，洗净，入沸水中焯一下，捞出，洗净血秽，鸽腹朝上放在汤碗内。往汤碗中加入冬虫夏草、水发香菇、笋片、料酒、清汤、味精、盐，再将火腿片铺在鸽身上，上锅蒸2小时至鸽肉软烂即成。

**功效** 补虚损，益气血，添精髓。

**适用** 肾虚引起的阳痿、遗精、腰膝酸软、气短乏力、记忆力减退、自汗、盗汗等症，以及病后久虚不复。

## 白汁鳜鱼

**成分** 鳜鱼500克，熟火腿、虾仁、青豆、水发香菇各15克，鸡汤60毫升，料酒、盐、胡椒粉、葱、姜、猪油、鸡蛋清、淀粉、水淀粉、味精、鸡油各适量。

**制法** 鳜鱼宰杀，去鳞、内脏，在沸水中焯一下捞出，刮去肚内黑衣，洗净，用刀在鱼背肉厚处划"十"字形花刀。熟火腿、水发香菇分别切丁。虾仁用盐、鸡蛋清、淀粉拌匀，入油锅内炸至断生后出锅。鳜鱼放在浅汤盆中，加入料酒、盐、胡椒粉、葱、姜、猪油，放入蒸锅内，用大火蒸15分钟，拣出葱、姜不用。把蒸鳜鱼的卤汁倒入炒锅中，大火烧沸后加入熟火腿丁、虾仁、青豆、水发香菇丁、鸡汤，再次烧沸后加入味精，用水淀粉勾芡后淋入鸡油，出锅浇在鱼面上即成。

**功效** 补肾益气。

**适用** 肾精亏损引起的阳痿、畏寒、面色不华、精少清冷等症。

## 三子泥鳅汤

**成分** 泥鳅200克，菟丝子、韭菜子、枸杞子各20克，盐、味精各适量。

**制法** 泥鳅用沸水烫死，去内脏，洗净。菟丝子、韭菜子装入纱布袋内，扎口。泥鳅、药袋和枸杞子共置砂锅中，加水适量，先用大火煮沸，再改小火煨至水剩一半。取出药袋不用，加入盐、味精调味即成。

**功效** 暖中益气，补肾壮阳。

**适用** 阳痿，贫血。

## 虫草炖公鸭

**成分** 公鸭1只，冬虫夏草10条，生姜片、葱段、陈皮、胡椒粉、盐、味精各适量。

**制法** 公鸭宰杀，去毛、内脏，洗

净。冬虫夏草用温水洗净。陈皮研为末。冬虫夏草塞入鸭腹内，缝合后放入锅中，加水适量，用小火炖至鸭肉熟软。再加入生姜片、葱段、陈皮末、胡椒粉、盐、味精，稍煮即成。细嚼冬虫夏草，食肉饮汤。

**功效** 保肺益肾，补虚清热，除水肿，壮肾阳。

**适用** 阳痿、神疲、咳嗽多痰、贫血等。

## 东风螺汤

**成分** 东风螺200克，枸杞子、巴戟天、黄芪、当归、龙眼肉各150克，盐、葱、姜、味精各适量。

**制法** 东风螺放清水中养1日，使其吐尽泥沙。巴戟天、黄芪和当归装入纱布袋内，扎口。东风螺与枸杞子、药袋、龙眼肉共置砂锅中，加水煮至汤沸。再加入盐、葱、姜、味精，炖至螺肉熟即成。

**功效** 滋补肾阴，益气壮阳。

**适用** 肾虚引起的阳痿、遗精、四肢酸软、困倦乏力等症。

## 韭菜炒羊肝

**成分** 羊肝120克，韭菜100克，葱末、姜末、盐、植物油各适量。

**制法** 羊肝洗净，切片。韭菜择洗干净，切段。炒锅内放植物油烧热，放入羊肝片煸，撒入葱末、姜末翻炒两下，倒入韭菜段，再加入盐炒熟即成。

**功效** 温肾固精。

**适用** 阳痿、遗精、盗汗等。

## 枸杞羊肉粥

**成分** 粳米100～150克，羊肾1个，羊肉100克，枸杞叶250克，葱白2根，盐少许。

**制法** 粳米淘净。羊肾洗净，去臊腺，切条。羊肉洗净，切碎。枸杞叶水煎取汁，与粳米、羊肾条、羊肉碎、葱白共置砂锅中，加适量水煮。待粥稠后，加入盐调味即成。

**功效** 滋肾阳，补肾气，壮元阳。

**适用** 肾虚劳损、阳气衰败引起的阳痿、腰脊疼痛、腿脚痿弱、头晕耳鸣、听力减退、尿频、遗尿等症。

# 遗精

　　遗精指男性在没有性交的情况下精液自发溢出的现象。青春期男性每个月遗精2～3次属于正常的生理现象；但如果男性一周遗精数次，则为病理性现象，须治疗。遗精有梦遗、滑精之别。睡中有梦而遗者，称梦遗；睡中无梦，甚至清醒时而遗者，称滑精。

中医学认为，病理性遗精多是肾虚不固，或湿热下注，扰动精室所致；初发时为实证，日久则为虚证。

## 小方子精选

### 枸杞炖牛鞭

成分 牛鞭1个，枸杞子25克，盐、味精、鸡精、料酒、胡椒粉、花椒、葱结、姜块、香菜、鲜汤各适量。

制法 牛鞭洗净，划"十"字形花刀，切段。枸杞子用温水泡软。花椒装入纱布袋内，扎口。香菜洗净，切成细末。锅置大火上，倒入鲜汤，放入牛鞭段、料酒、胡椒粉、花椒袋、葱结、姜块，烧沸后撇去浮沫，炖至牛鞭将软。拣出花椒袋、葱结、姜块不用，放入枸杞子稍煮，撒入盐、味精、鸡精，起锅。最后撒上香菜末即成。

功效 补肾壮阳。

适用 肾虚引起的遗精、阳痿、腰膝酸软等症。

### 荔枝根炖猪小肚

成分 猪小肚100克，荔枝根60克，盐、味精各少许。

制法 猪小肚洗净，切碎。荔枝根洗净，切碎。上述2味共置砂锅中，加水适量，先用大火煮沸，再改小火炖至水剩250毫升。捞出荔枝根不用，加入盐、味精调味即成。

功效 开胃益脾，补元气，养血润肤，健脑。

适用 遗精日久，腰酸无力。

### 猪肾煨附子

成分 猪肾2个，熟附子末3克。

制法 猪肾洗净，去臊腺。熟附子末塞入猪肾中。猪肾用湿棉纸包裹，煨熟即成。空腹食用，每日1次。

功效 补肾益精。

适用 肾阳虚引起的遗精、阳痿、腰痛、腰以下冷、耳鸣耳聋、小便频数等症。

### 猪脊骨煲莲藕

成分 猪脊骨500克，莲藕250克，葱段、生姜片、料酒、盐各适量。

制法 猪脊骨洗净，入沸水中焯后捞出。莲藕洗净，切成厚片。猪脊骨与莲藕片共置砂锅中，放入葱段、生姜片、料酒及适量水，先用大火烧开，再改小火慢炖2~3小时至熟。拣出葱段、生姜片不用，加入盐调味即成。

功效 补血益肾。

适用 遗精，面色苍白，四肢乏力，腰膝酸软。

## 汤煨甲鱼

**成分** 甲鱼1只（约500克），鸡蛋、酱油、黄酒、姜末、葱末、胡椒粉各适量。

**制法** 甲鱼宰杀，入沸水中焯一下，剖去外皮，去内脏，洗净后入锅，加水煮熟。甲鱼捞出后去骨，切碎，与鸡蛋、酱油、黄酒一起入锅煨，加汤2碗煮至1碗，起锅。再放入姜末、葱末、胡椒粉调味即成。

**功效** 滋阴补精。

**适用** 阴虚火旺引起的遗精，兼有虚烦少寐、失眠健忘、五心烦热、心悸神疲、盗汗等症。

## 一品山药

**成分** 鲜山药500克，面粉150克，白糖100克，蜂蜜、核桃仁、什锦果脯各适量，猪油、淀粉各少许。

**制法** 鲜山药蒸熟，去皮，和面粉一起加水揉成面团，再制成生饼坯。在生饼坯上放核桃仁、什锦果脯，上锅蒸20分钟后出锅。白糖、蜂蜜、猪油和淀粉和在一起搅匀，再放入锅中，小火熬成蜜糖，浇在蒸饼上即成。代早餐或夜宵食。

**功效** 补肾滋阴。

**适用** 遗精、尿频、消渴。

## 芡实莲蓉包

**成分** 莲子、白糖各300克，芡实150克，面粉500克，冬瓜糖50克，酵母粉适量，食用碱少许。

**制法** 莲子去心，蒸熟透，加入白糖、冬瓜糖，搅和成馅料。芡实研为细末，与白糖、面粉、酵母粉、食用碱共置盆中，加水和成面团，待发酵后使用。发酵面团擀成若干包子面皮，包入馅料，制成包子坯，上锅蒸15分钟即成。代餐食。

**功效** 固肾涩精。

**适用** 遗精，身体虚弱。

## 莲子山药酒

**成分** 莲子、炒山药各50克，白酒800毫升。

**制法** 莲子去皮、心，同炒山药一起装入玻璃瓶内。瓶中倒入白酒，密封瓶口，每隔2日摇晃1次，浸泡15日即成。每次15~20毫升，每日2次。

**功效** 养心补脾，益肾涩精。

**适用** 遗精、脾虚腹泻等。

# 男性不育症

男性不育症指由男性因素引起的不育。夫妇婚后2年未采取避孕措施而女方未怀孕，且女方具备生育能力，称原发性不育症；曾有孕育，而后2年以上再未能孕育者，称继发性不育症。男性不育的原因众多，如精液不液化、无精症、少精症、弱精症等。

　　本病在中医学中属"无嗣"范畴。

## 小方子精选

### 甲鱼银耳汤

**成分** 甲鱼1只，银耳15克，盐、生姜片各适量。

**制法** 甲鱼宰杀，取肉切块。银耳用水泡发。甲鱼肉块、银耳及生姜片共置砂锅中，加水炖熟。再加入盐调味即成。

**功效** 滋阴降火。

**适用** 精液不液化引起的男性不育症。

### 参芪雀卵汤

**成分** 人参15克，山药25克，黄芪20克，麻雀蛋5个。

**制法** 人参、山药和黄芪水煎取汁。打入麻雀蛋，搅匀再煮片刻即成。温服，食蛋饮汤。

**功效** 健脾补肾。

**适用** 精子活动力差引起的男性不育症。

### 狗脊狗肉汤

**成分** 狗瘦肉200克，狗脊15克，金樱子、枸杞子各15克。

**制法** 狗瘦肉洗净，切块。狗瘦肉块与狗脊、金樱子、枸杞子共置砂锅中，加水适量，先用大火煮沸，再改小火炖40分钟即成。食肉饮汤。

**功效** 补肾壮阳。

**适用** 精液异常引起的男性不育症。

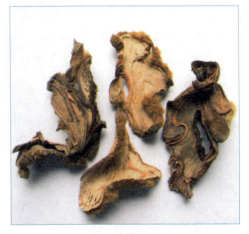

狗脊

### 益气健精汤

**成分** 净母鸡1只，麻雀头5个，人参15克，山药、黄芪各20克，水发香菇15克，葱段、生姜片、盐、料酒各适量。

**制法** 净母鸡和麻雀头分别洗净，共置砂锅中，加水用大火煮至七成熟。放入山药、黄芪、水发香菇、葱段、生姜片、盐、料酒，改小火煨至肉烂。人参用沸水冲泡，上锅蒸30分钟。饮汤吃肉，嚼食人参。

**功效** 健脾胃，补肾气。

**适用** 精子活动力差引起的男性不育症。

## 羊腰汤

**成分** 羊肾2个，肉苁蓉12克，熟地黄、枸杞子各10克，巴戟天8克。

**制法** 羊肾洗净，去臊腺，切丁。羊肾丁与肉苁蓉、熟地黄、枸杞子、巴戟天共置砂锅中，加水炖至羊肾熟即成。

**功效** 壮阳补肾。

**适用** 男性不育症。

## 鹿鞭苁蓉粥

**成分** 鹿鞭2个，粳米、肉苁蓉各100克，葱白、花椒、盐、味精、白酒各适量。

**制法** 鹿鞭去膜，洗净，切条。肉苁蓉用白酒浸泡一夜，刮去皱皮，切条。粳米淘净，加水煮至将熟时放入鹿鞭条、肉苁蓉条、葱白、花椒、盐、味精，煮熟即成。

**功效** 补肾壮阳，益精活血。

**适用** 男性不育症。

## 鹿茸煎

**成分** 鹿茸150克，清酒1500毫升。

**制法** 鹿茸去毛，炙至色黄后捣为末。鹿茸末与清酒调和，放入银器中，用小火熬成膏，盛入瓷器中保存。每次半匙，饭前用温水送服。

**功效** 补肾益精。

**适用** 精液少且清冷引起的男性不育症。

## 巴戟二子酒

**成分** 菟丝子、巴戟天、覆盆子各15克，米酒500毫升。

**制法** 菟丝子、巴戟天、覆盆子捣碎，置干净玻璃瓶中。倒入米酒，密封瓶口，浸泡7日即成。每次10～15毫升，每日2次。

**功效** 补肾涩精。

**适用** 精液异常引起的男性不育症。阴虚火旺者忌服。

# 前列腺炎

前列腺炎是中年男性常见疾病之一。本病发病年龄多为15～55岁，分为急性前列腺炎、慢性前列腺炎两大类，其中慢性者占多数。本病的发生与长期久坐、吸烟等因素有关。其症状繁多，个体差异较大，多表现为尿频、尿急、尿不尽、排尿分叉、腹股沟疼痛等。

　　本病在中医学中属"淋证"范畴。

油、盐各适量。

（制法）田螺肉、紫花地丁分别洗净。炒锅内放香油烧热，放入田螺肉、紫花地丁翻炒，熟后加入盐调味即成。

（功效）清热化湿。

（适用）前列腺炎。

## 小方子精选

### 栗子炖乌鸡

（成分）乌鸡1只，栗子仁200克，海马5只，盐、生姜片各适量。

（制法）乌鸡宰杀，去毛、内脏，洗净后切块。乌鸡块与栗子仁、海马共置炖盅内，放入盐、生姜片及适量沸水，上锅蒸熟即成。

（功效）补益脾肾。

（适用）前列腺炎。

### 蛇床大枣汤

（成分）蛇床100克（或干品减半），大枣30克。

（制法）蛇床洗净，切碎。大枣洗净。蛇床碎、大枣共置砂锅中，加水1000毫升，煮取400毫升。分2次服，饮汤吃枣。

（功效）利水解毒。

（适用）前列腺炎。

### 紫花炒田螺

（成分）田螺肉、紫花地丁各60克，香

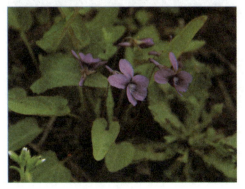

紫花地丁

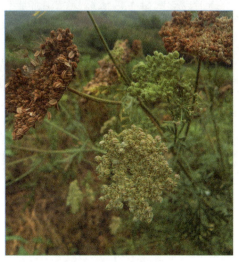

蛇床

## 白兰花猪肉汤

**成分** 猪瘦肉150~200克，鲜白兰花30克（或干品10克），盐少许。

**制法** 猪瘦肉洗净，切成小块。鲜白兰花洗净。上述2味共置砂锅内，加水煲至肉烂。再加入盐调味即成。

**功效** 补肾滋阴，行气化浊。

**适用** 前列腺炎。

---

# 前列腺肥大

前列腺肥大是一种因前列腺明显增大而影响老年男性健康的常见病。50%50岁以上、80%~90%80岁以上的老年人均有不同程度的前列腺肥大，部分出现临床症状（进行性尿频，排尿困难）。本病病因目前未明，多认为与腺体增生引起机械性下尿道梗阻，或体内性激素平衡失调有关。

本病在中医学中属"癃闭""精癃"等范畴。

## 小方子精选

### 补肾利尿猪小肚

**成分** 猪小肚1个，肉苁蓉30克，淫羊藿、葱白各15克，盐、味精各适量。

**制法** 猪小肚洗净，切块。肉苁蓉、淫羊藿装入纱布袋内，扎口。猪小肚块与药袋共置砂锅中，加入葱白、适量水，用小火炖至猪小肚熟。再加入盐、味精调味即成。

**功效** 温肾补虚，利尿。

**适用** 肾阳虚衰型前列腺肥大，症见小便频数不畅、小腹胀满、畏寒喜暖、腰酸肢软、头晕、面色苍白。

### 小麦通草粥

**成分** 小麦250克，通草30克。

**制法** 小麦洗净。通草研为末。上述2味共置锅中，加水煮熟即成。

**功效** 清热利尿，养心益肾。

**适用** 老年人前列腺肥大，症见湿热不去、肾气渐伤、小便淋漓涩痛、身热、小腹胀满。

### 鹿角牛膝猪腰汤

**成分** 猪腰2个，菟丝子24克，牛膝、车前子各15克，鹿角12克，调料适量。

**制法** 猪腰去臊腺，洗净，切片。菟丝子、车前子装入纱布袋内，扎口。牛膝、鹿角和药袋共置砂锅中，加水适量，用小火煮2小时后加入猪腰片，再煮半小时。最后加入调料调味即成。

**功效** 温补肾阳，通调小便。

**适用** 肾阳不足型前列腺肥大，症见尿后余沥、点滴不断，腰膝无力，头晕耳鸣，神气怯弱，等等。

## 锁阳萸肉鹌鹑汤

**成分** 鹌鹑1只，山茱萸、茯苓各30克，锁阳18克，制附子9克，盐适量。

**制法** 鹌鹑宰杀，去毛、内脏，洗净后切块。山茱萸和茯苓、锁阳、制附子分别洗净，与鹌鹑块共置锅中，加水适量，先用大火煮沸，再改小火炖3小时。最后加入盐调味即成。

**功效** 温补肾阳，通调小便。

**适用** 肾阳不足型前列腺肥大，症见排尿无力、余沥不尽，夜尿频繁，腰酸冷痛，神疲乏力，等等。

## 田螺益母草汤

**成分** 田螺250克，益母草125克，车前子30克。

**制法** 田螺洗净，去尖。益母草洗净，切碎。车前子装入纱布袋内，扎口。上述3味共置砂锅中，加水煮至田螺熟，去药袋即成。喝汤食田螺肉、益母草。

**功效** 清热利湿，行气通滞。

**适用** 膀胱湿热型前列腺肥大，症见小便频数、量少、短赤灼热。

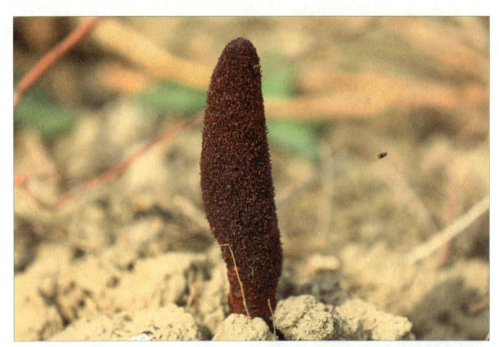

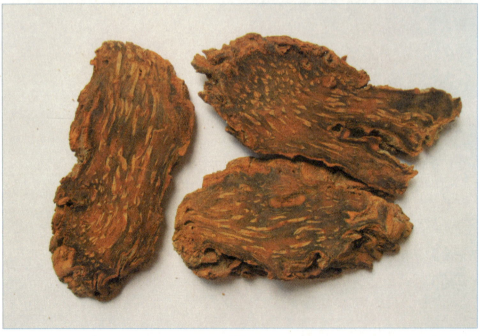

锁阳